# ÉTUDE



SUR LES

# VARICES DE L'ŒSOPHAGE

DANS LA

## CIRRHOSE HÉPATIQUE

PAR

## Le D<sup>r</sup> DUSAUSSAY,

Ancien interne des hôpitaux,
Membre de la Société anatomique.

PARIS

FRÉDÉRIC HENRY, LIBRAIRE-EDITEUR

13, Rue de l'École-de-Médecine, 13.

A COTÉ DE L'ÉCOLE PRATIQUE DE LA FACULTÉ, ET PRÈS DU BOULEV. ST-MICHEL

1877

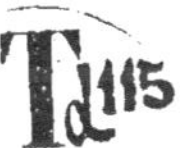

# ÉTUDE



## VARICES DE L'ŒSOPHAGE

### DANS LA CIRRHOSE HÉPATIQUE

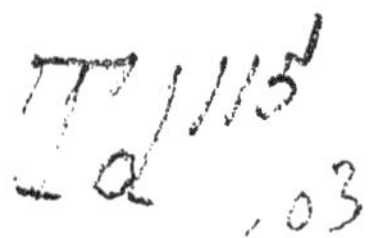

# ÉTUDE

## SUR LES

# VARICES DE L'ŒSOPHAGE

### DANS LA

### CIRRHOSE HÉPATIQUE

PAR

## Le D<sup>r</sup> DUSAUSSAY,

Ancien interne des hôpitaux,
Membre de la Société anatomique.

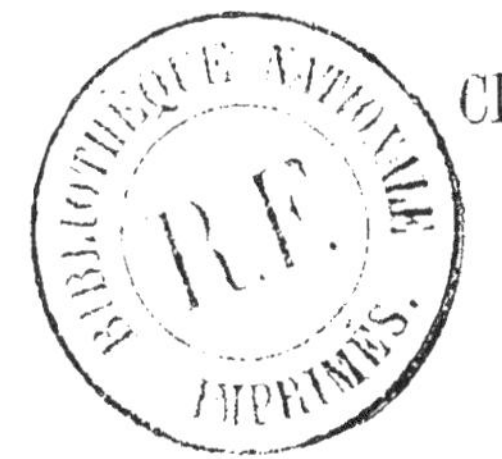

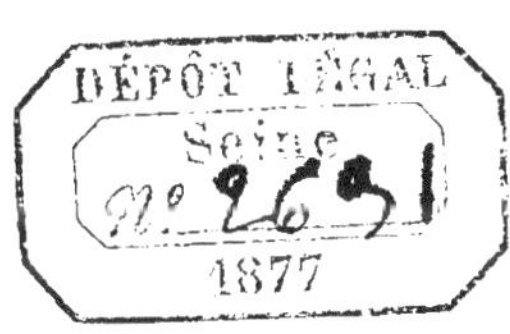

## PARIS

# FRÉDÉRIC HENRY, LIBRAIRE ÉDITEUR

### 13, Rue de l'École-de-Médecine, 13.

A CÔTÉ DE L'ÉCOLE PRATIQUE DE LA FACULTÉ, ET PRÈS DU BOUL. ST-MICHEL

—

## 1877

# ÉTUDE


SUR LES

# VARICES DE L'ŒSOPHAGE

DANS LA

# CIRRHOSE HÉPATIQUE

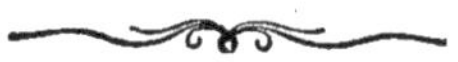

## INTRODUCTION.

Les varices œsophagiennes, sans être très-communes, ne sont pas absolument rares ; et, en cherchant bien, on pourrait en réunir un certain nombre d'exemples. Mais le titre, que j'ai placé en tête de ce travail, montre déjà que je n'ai pas l'intention d'étudier toutes les varices de l'œsophage indistinctement, abstraction faite, et de la cause qui les produit, et de la maladie qu'elles viennent compliquer. Je prétends au contraire limiter mon sujet, et laisser de côté tous les cas dans lesquels la cirrhose du foie (1) n'a pas été rencontrée en même temps que la dilatation des veines de l'œsophage.

Je ne voudrais pas commencer cette étude sans rappeler, en quelques mots, comment l'idée m'en est venue. L'année dernière, à plusieurs reprises, j'ai eu l'occasion d'observer dans le service de M. Millard, dont j'avais alors l'honneur

(1) Je tiens à noter dès maintenant que, jusqu'à ce jour, les varices œsophagiennes n'ont été observées que dans les cas de cirrhose *vulgaire*, celle qui a son origine très-probable dans une lésion du sytème porte.

d'être l'interne, un malade fort intéressant, que mon excellent maître se plaisait à présenter à ses élèves, comme un type d'ulcère simple de l'estomac. Antécédents alcooliques, pituites, douleur épigastrique, hématémèses énormes et répétées, méléna, enfin améliorations rapides par le régime lacté, tout y était. En dehors de ces symptômes, rien, absolument rien.

Une dernière hématémèse foudroya le malade, et, à l'autopsie, on ne trouva rien dans l'estomac, mais on constata l'existence d'une cirrhose hépatique assez avancée, et de varices œsophagiennes ulcérées en plusieurs points.

Ce cas me frappa d'autant plus que, l'année précédente, j'avais eu l'occasion de voir une très-belle pièce de varices œsophagiennes également ulcérées, recueillie sur un cirrhotique, dans le service de M. Hérard, par mon excellent ami Hanot. L'histoire du malade se trouve dans les *Bulletins de la Société anatomique de 1875.*

Je recherchai alors les autres observations de ce genre qui pouvaient exister dans la science, et les travaux qui devaient avoir été faits sur ce sujet.

Je ne trouvai que deux autres observations à joindre aux deux dont je viens de parler. La première remonte à l'année 1838; elle est de M. *Fauvel*, qui l'a publiée dans les *Bulletins de la Société médicale d'observation de 1858.* La seconde a été recueillie par mon ami Fioupe, dans le service de M. Siredey, et se trouve dans les *Bulletins de la Société anatomique de l'année 1874.*

Au commencement de 1874, M. Audibert prit les observations de Fauvel et de Fioupe, les seules qui existassent encore dans la science et en fit le sujet de son travail inaugural qu'il intitula: *Des varices œsophagiennes dans la cirrhose du foie.* (Thèses de Paris 1874.) Dirai-je que ce travail, consciencieux d'ailleurs et très-intéressant, est assez incomplet ? Il n'était pas possible qu'il en fût autrement. Ainsi, pour ne prendre qu'un exemple, M. Audibert ne mentionne pas les varices de la partie supérieure de l'œsophage et ne parle pas de leur ulcération. Et pour cause : ces deux faits n'existent pas dans les deux seules observations que l'auteur ait eues à sa disposition. Si j'insiste sur ces lacunes, que j'aurai du reste à signaler chemin faisant, c'est pour montrer que mon travail, quoique venant après celui de M. Audibert, a encore sa raison d'être.

La thèse précédente est la seule étude d'ensemble qui existe sur ce sujet. Je dois signaler toutefois le travail de M. Chautemps : Des hémorrhagies dans la cirrhose du foie. (Thèse de Paris 1875.) J'aurai à revenir sur ce travail à propos de la pathogénie des varices de l'œsophage ; je ne fais que le noter pour le moment. Enfin, dans la thèse d'agrégation de M. Gubler (1), on trouve également quelques passages qui se rapportent à notre sujet.

A propos de la pathogénie de la lésion que je vais étudier, j'ai été amené à faire quelques recherches sur la circulation veineuse de l'œsophage. Cette partie de ma tâche m'a été singulièrement facilitée par mon excellent ami Duret, dont on connaît la grande compétence dans toutes les questions qui se rattachent à la circulation. Qu'il me permette de lui exprimer ici toute ma reconnaissance.

Voici en deux mots ce que je compte faire.

Après quelques considérations sur les veines de l'œsophage à l'état normal, j'étudierai les varices au point de vue de l'anatomie pathologique, de la pathogénie ; puis je passerai successivement en revue les symptômes, le diagnostic, le pronostic, enfin le traitement. Je place à la fin les quatre observations qui existent seules dans la science

_______________

(1) A. Gubler. De la cirrhose. Thèse pour l'agrégation. Paris, 1853.

à l'heure actuelle. Mon but, en les réunissant ainsi, est de permettre au lecteur de s'y reporter plus rapidement et de contrôler plus facilement les assertions que j'aurai émises, chemin faisant, dans mon travail.

# Considérations anatomiques sur les veines de l'œsophage.

Pour étudier avec fruit les modifications que la maladie apporte dans un organe, il est indispensable, avant toutes choses, de bien savoir ce qu'est cet organe à l'état normal. C'est là une vérité trop évidente pour avoir besoin de démonstration.

Avant donc de commencer l'étude pathogénique et clinique des varices de l'œsophage, j'ai cherché, pour bien m'en pénétrer, tout ce que les auteurs classiques ont écrit sur la circulation veineuse de cet organe. J'ai trouvé peu de chose dans Cruveilhier, qui se contente des quelques lignes suivantes : « Les veines, qui naissent de la muqueuse œsophagienne, forment sur cette membrane un réseau à mailles allongées, puis traversent la tunique musculeuse et se rendent dans les thyroïdiennes inférieures, la veine cave supérieure, l'azygos, les mammaires internes, les bronchiques, les diaphragmatiques et les coronaires stomachiques » (1). Sappey est un peu moins bref : « Les veines, beaucoup plus nombreuses et plus volumineuses que les artères, forment dans l'épaisseur de la couche celluleuse, par leurs anastomoses multipliées, un plexus à mailles allongées dans le sens longitudinal. Ce réseau occupe toute la longueur de l'œsophage ; mais il est ordinairement plus développé et plus apparent sur la partie inférieure du conduit. Les branches qui en partent traversent la couche musculaire, reçoivent dans leur trajet les rameaux venant de

(1) Cruveilhier et Sée. Anatom. descrip., 5º édit., t. II, p. 116.

cette couche et vont ensuite se jeter dans les veines thyroïdiennes inférieures, péricardiques, grande azygos et
coronaire stomachique. (1) »

Cette description, suffisante assurément pour donner
une idée très-nette de l'appareil veineux de l'œsophage, ne
laisse pas que d'être incomplète, à mon point de vue particulier. Ce qu'il m'importe de savoir en effet c'est d'abord
dans quelle proportion les veines de l'œsophage se rendent
dans le système porte (n'y a-t-il que les veines proches du
cardia, ou en même temps des branches plus éloignées?);
c'est en outre si les communications sont larges et faciles
entre ces différents vaisseaux chargés de ramener le sang
de l'œsophage, les uns dans la veine cave, les autres dans
la veine porte. Or, c'est précisément là ce qui n'est pas noté
dans les deux auteurs cités précédemment, non plus que
dans les autres que j'ai consultés. A défaut de description
j'ai voulu savoir si je trouverais quelque chose dans nos
grands atlas d'anatomie. (Bourgery, Cloquet, Bonamy et
Broca.) Là non plus je n'ai rien rencontré qui se rapportât
à ce que je cherchais.

En présence de cette pénurie de détails, j'ai été amené à
faire moi-même quelques recherches sur ce point de la
question. C'est leur résultat que je voudrais exposer aussi
brièvement que possible. Sans doute, les notions que j'ai
ainsi acquises sont bien loin d'être complètes ; mais, telles
qu'elles sont, elles nous permettront, je l'espère, d'arriver
plus facilement à une conception pathogénique, nette et
précise des varices œsophagiennes.

Voici comment j'ai procédé : J'ai fait une injection colo-
rée en bleu dans la veine cave inférieure d'un cadavre ;
puis, plus tard, j'ai poussé une injection rouge dans la
veine porte, par la grande veine mésentérique. Si l'injec-

(1) Sappey. Anatomie descriptive, 2e édit., t. IV, p. 145.

tion réussissait, je devais obtenir en rouge les veines dépendant du système porte, en bleu les veines dépendant du système cave. Mais on sait combien les injections sont difficiles dans les veines pourvues de valvules quand on pousse le liquide des gros troncs vers les capillaires. Il était donc à craindre que l'injection cave ne fût insuffisante. C'est ce qui eut lieu. En revanche l'injection porte, la plus importante pour moi, réussit à merveille, et me permit de constater quelques particularités intéressantes qu'il me reste maintenant à faire connaître.

Je détachai le tube digestif, de la bouche au duodénum, en ayant soin d'enlever en même temps les veines azygos, puis je me livrai à une dissection minutieuse de tous les points.

L'œsophage mesurait, du cardia au bord inférieur du cartilage cricoïde, 30 centimètres. Cette dimension est supérieure à celle que donne Sappey ; mais je ferai observer que l'œsophage que j'étudiais avait dû subir une certaine élongation pendant la dissection. Au reste, cette augmentation de longueur portant sur tous les points, les mesures que j'aurai occasion de donner, bien que trop fortes d'une façon absolue, resteront toujours dans la même proportion, les unes par rapport aux autres ; ce qui est la seule chose importante.

Du côté de la veine cave, l'injection était arrivée jusqu'aux axillaires ; elle avait rempli les deux azygos, les veines mammaires internes, et avait pénétré assez loin dans les intercostales. Mais, autour de l'œsophage, aucun réseau bleu ne se dessinait ; l'injection n'avait pas pénétré.

J'arrive à l'injection rouge, celle qui a été poussée dans la veine porte. Elle doit être étudiée séparément sur les deux faces de l'œsophage.

1° *Face externe*. — Si on procède à l'examen de haut en

bas, à 10 centimètres au-dessous du cartilage cricoïde, c'est-
à-dire juste à l'union du tiers supérieur et des deux tiers
inférieurs, on commence à apercevoir quelques fins vaisseaux injectés en rouge. A mesure que l'on descend, ces
vaisseaux grossissent et deviennent plus nombreux. A la
partie moyenne il existe trois troncs principaux, dirigés
dans le sens longitudinal et s'envoyant de distance en distance des branches anastomotiques. Dans les mailles ainsi
formées on aperçoit, çà et là, d'autres branches qui émer-
gent de la tunique musculeuse et se jettent dans les vaisseaux précédents, établissant ainsi de fréquentes communications entre le réseau externe et le réseau sous-muqueux.
C'est surtout immédiatement au-dessus du cardia, dans les
cinq derniers centimètres de l'œsophage, que ces vaisseaux
émergeants sont nombreux et volumineux. Tous se réu-
nissent en trois ou quatre troncs situés à la partie postéro-
interne du cardia, gagnent la petite courbure de l'estomac,
et ne tardent pas à se jeter dans la veine coronaire stomachique.

2° *Face interne.* — Une section longitudinale permet
d'étudier le réseau interne qui commence sensiblement plus
haut que le précédent, puisque les vaisseaux injectés en
rouge commencent à se montrer à 5 centim. au-dessous du
cartilage cricoïde. Il est vrai qu'à ce niveau il n'existe pas,
à proprement parler, de réseau, mais seulement quelques
vaisseaux extrêmement ténus. Rapidement, en descendant,
ceux-ci augmentent de volume et de nombre, s'anastomo-
sent enfin, de manière à former un réseau qui devient de
plus en plus riche, à mesure que l'on se rapproche du cardia. C'est seulement dans la moitié inférieure de l'œsophage qu'il acquiert tout son dévelopement. Dans les dix-
huit derniers centimètres environ, il est formé par 4 ou 5
troncs ayant presque 1 millimètre de diamètre, dirigés

longitudinalement, assez régulièrement rectilignes et à peu près à égale distance les uns des autres. Ces troncs reçoivent des branches très-nombreuses dont les unes s'abouchent avec des branches semblables parties des troncs voisins, dont les autres se résolvent en rameaux de plus en plus fins qu'on perd bientôt de vue. En outre on en voit un certain nombre s'enfoncer brusquement dans l'épaisseur des parois ; ce sont les anastomoses qui vont au réseau extérieur. Toutes ces veines forment un riche réseau à mailles longitudinales très-allongées. Au niveau du cardia ce réseau disparaît très-brusquement, et l'on n'aperçoit pas de vaisseau un peu important franchir cet orifice et mettre en communication les veines sous-muqueuses de l'œsophage et de l'estomac. Toutes les veines œsophagiennes perforent les parois de l'organe pour former les troncs que nous avons étudiés précédemment.

Je regrette d'avoir été trop pressé par le temps pour pouvoir continuer cette étude, répéter les injections, etc. Tout incomplets qu'ils soient, ces résultats tendent à prouver que les veines de l'œsophage se jettent pour la plupart dans la veine porte, et en outre qu'à ce niveau du tube digestif, des communications faciles doivent exister entre le système porte et les veines caves ; c'est là le point qu'il m'importait de mettre en évidence.

### ANATOMIE PATHOLOGIQUE.

Quand on fait l'autopsie d'un individu qui a succombé à des varices de l'œsophage, et que l'on examine extérieurement cet organe, on le trouve absolument sain. Les veines qui en partent pour se rendre, soit dans les azygos, soit plutôt dans la coronaire stomachique, ont leur calibre normal, et rien alors ne peut faire soupçonner l'étendue de la lésion vasculaire que l'on va trouver un instant après. C'est au moins ce que j'ai pu observer dans le cas qui m'est personnel; Hanot dit aussi, en termes catégoriques, « que toutes les autres veines thoraciques avaient leur volume ordinaire. » Il devait certainement en être de même dans les deux autres cas, qui sont rapportés par de trop bons observateurs pour que, s'il en eût été autrement, ils n'en eussent rien dit.

C'est là un premier fait intéressant à noter.

Si maintenant, on pratique une section longitudinale de l'œsophage, la lésion se présente avec toute la netteté possible, et l'on constate les particularités suivantes.

Le siége et l'étendue sont loin d'être toujours les mêmes. Trois fois sur quatre les varices siégeaient exclusivement dans le bout inférieur de l'œsophage; une fois seulement on les a observées à la partie supérieure, le 1/3 inférieur restant sain.

Les varicosités occupent une étendue variable; une fois, la zone atteinte avait 9 centimètres de hauteur (obs. IV); une autre fois, la moitié de la hauteur était prise (obs. II); les 2/3, dans les deux autres cas.

Je veux noter de suite une particularité curieuse. Toutes les fois que les varices ont occupé la partie inférieure de l'œsophage, elles n'ont jamais franchi le cardia; toujours elles se sont arrêtées brusquement au niveau de cet orifice; et même, dans l'observation IV, l'œsophage était absolument sain dans une hauteur de 0,02 au-dessus du cardia.

Quant à l'aspect de ces varices, a priori, on pouvait prévoir qu'elles ne doivent être que l'exagération du réseau veineux normal, tel que nous l'avons décrit précédemment. C'est, en effet, ce qui a lieu. Qu'elles se rencontrent à l'une ou à l'autre des extrémités de l'œsophage, elles se présentent toujours avec l'aspect de cordons plus ou moins gros, plus ou moins flexueux et saillants, dirigés surtout dans le sens longitudinal et anastomosés de distance en distance, de manière à former un réseau à mailles allongées, que l'on retrouve sur toute la circonférence du conduit. Le volume de ces veines dilatées est très différent, non-seulement de l'une à l'autre, mais d'un point à un autre du même vaisseau. En effet, ces veines présentent souvent des alternatives de resserrement et de dilatation successifs, analogues à ce qu'on observe sur les varices des membres inférieurs. Quant à la grosseur relative, elle est très-variable. Tandisque les plus petites veines sont à peine visibles à l'œil nu, les autres, surtout celles qui sont longitudinales, peuvent acquérir le volume d'une plume de pigeon, de corbeau, même le volume d'une plume d'oie.

Leur coloration, au moment de l'autopsie, est noirâtre ; elle est due au sang, parfois liquide, parfois coagulé, qu'elles contiennent.

La paroi de ces varices est quelquefois normale ; mais, le plus souvent, elle est très-amincie ; en certains endroits même, elle semble avoir presque complètement disparu. Je regrette de n'avoir pu faire un examen microscopique approfondi, qui m'eût permis d'entrer dans des détails plus circonstanciés sur ce point.

Contrairement à l'assertion de M. Audibert (1), je n'ai rien trouvé, dans le cas qui m'est personnel, qui ressemblât à des valvules. Un stylet, introduit dans deux ou trois des veines dilatées, a pénétré avec la plus grande facilité. Ce résultat est du reste en accord avec cette idée que j'ai émise précédemment, à savoir que bon nombre des veines de l'œsophage appartiennent au système porte, lequel, on le sait, est dépourvu de valvules.

(1) Audibert. Loco citato, p. 22.

La muqueuse, au niveau de la lésion, offre une surface très-inégale, soulevée qu'elle est par les veines gorgées de sang, dont elle laisse voir, par transparence, la coloration foncée. Là où il n'existe pas de veine dilatée, elle reprend sa couleur et son aspect habituels.

Dans deux cas la muqueuse a présenté, en outre, des lésions très-importantes ; je veux parler des *ulcérations* trouvées par Hanot et par moi sur des veines dont elles faisaient communiquer la lumière avec la cavité œsophagienne. Dans l'observation III, sur un des cordons, ayant à peu près le volume d'une plume d'oie, on trouve une ulcération de 0,001 de diamètre, obturée par un caillot noirâtre. Dans la suivante il existait trois ulcérations, situées toutes trois sur des varices ; seulement une seule communiquait avec l'intérieur du vaisseau ; elle avait 0,002 de diamètre, et était si régulièrement arrondie qu'elle paraissait faite à l'emporte-pièce. Les deux autres n'étaient que de très-légères érosions de la muqueuse. Dans les observations de Fauvel et de Fioupe il n'existe rien de semblable, ce qui explique sur ce point le silence de M. Audibert.

En revanche, ce dernier parle de « dilatation considérable, mais régulière de l'œsophage. » Dans *aucun* des cas de varices *dans la cirrhose*, ce fait n'existait. Il est possible qu'on l'ait noté dans d'autres cas ; mais comme ces faits sortent de mon sujet, je n'ai pas à m'en occuper.

J'ai déjà dit que les varices ne dépassaient pas le cardia ; je dois ajouter qu'on ne les a jamais vues s'étendre jusque sur le pharynx.

Au moment de l'autopsie, l'œsophage est parfois vide, parfois il contient une certaine quantité de sang. Mais c'est surtout plus bas, dans l'estomac, l'intestin grêle et le gros intestin que l'on trouve du sang en abondance. Par exem-

(1) Audibert. Loco citato, p. 21.

ple, dans l'observation IV, l'estomac contenait bien 300 grammes de sang, en partie liquide, en partie coagulé, et dans l'intestin jusqu'à l'anus il y en avait certainement plus d'un litre.

Une fois lavés et nettoyés avec soin, l'estomac et l'intestin ont toujours été trouvés parfaitement sains. À peine a-t-on noté parfois quelques légères ecchymoses sous-muqueuses.

Signalons la présence d'hémorrhoïdes dans deux cas, et de varices des membres inférieurs dans un autre.

Pour terminer ce qui a rapport aux conséquences des varices œsophagiennes, je noterai une anémie profonde de tous les organes (poumons, reins, etc.), anémie évidemment en rapport avec les grandes pertes de sang des derniers temps de la vie.

On comprend que je ne doive ni ne veuille décrire la cirrhose et les lésions qui en dépendent. Je veux indiquer cependant que dans 3 cas la cirrhose était assez avancée : le foie avait diminué de volume, et le tissu conjonctif de nouvelle formation existait en quantité notable. Dans le seul cas d'Hanot, la cirrhose était au début et le foie avait encore son volume normal.

Je termine en disant que dans deux cas (obs. III et IV), il existait à peine de sérosité transparente dans la cavité péritonéale.

PATHOGÉNIE.

Tout le monde connaît la veine-porte et ses usages. C'est un gros vaisseau placé au dessous du foie et chargé de ramener le sang du tube digestif et de ses annexes. Elle est formée par trois troncs volumineux (veines splénique, grande et petite mésentérique), qui ne sont eux-mêmes que

la réunion des veines de l'intestin, de la rate et du pancréas. La veine-porte se divise de nouveau près du foie,
dans lequel elle pénètre pour s'y ramifier à la façon d'une
artère et s'y terminer par un réseau capillaire. De l'autre
extrémité de ce réseau naissent les veines sus-hépatiques,
qui se jettent à leur tour dans la veine cave inférieure, immédiatement au dessus du diaphragme. Tel est le chemin
que doit suivre le sang avant d'arriver dans l'oreillette
droite.

A l'état normal, la circulation a déjà quelque peine à se
faire dans le système porte. C'est qu'en effet, à ce niveau,
le sang se trouve pris entre deux réseaux capillaires, dont
le premier, celui de l'intestin, détruit complètement la force
impulsive du cœur, de sorte que pour franchir le second,
celui du foie, il n'a pour l'aider que la vis a tergo, à laquelle il faut ajouter l'action de la respiration. En effet,
pendant l'inspiration, il se fait un appel énergique dans les
veines sus-hépatiques, en même temps que le diaphragme,
en s'abaissant, vient comprimer le tronc de la veine porte.
Chez l'homme sain ces forces suffisent et la circulation se
fait librement de l'intestin au cœur droit.

Il n'en est plus de même quand le foie est atteint de
cirrhose. On sait en quoi consiste cette maladie. Sous l'influence d'un travail irritatif lent, mais continu, le tissu
conjonctif, qui forme la trame du foie, s'hypertrophie. Cette
hyperplasie conjonctive a pour résultat immédiat la com-
pression, puis la destruction des cellules et des vaisseaux
des lobules hépatiques ; de telle sorte qu'insensiblement la
circulation, dans la veine porte, gênée d'abord, finit par
être supprimée totalement, sinon dans tout le foie, au moins
dans une bonne partie de son étendue.

Le sang ne peut donc plus suivre sa route habituelle ; il
est obligé de s'en créer une nouvelle. On sait aujourd'hui

que cette circulation supplémentaire peut s'établir de deux façons assez différentes :

1° Par des vaisseaux de nouvelle formation ;

2° Par les anastomoses existant entre le système porte et les veines caves.

· 1° *Vaisseaux de nouvelle formation.* — Lorsque la cirrhose est arrivée à une période assez avancée et que l'on fait des injections dans les points où les cellules hépatiques ont à peu près disparu, on s'aperçoit qu'il existe là une nouvelle distribution des vaisseaux. En effet, on trouve des capillaires qui se laissent injecter non-seulement par la veine porte, mais par l'artère hépatique. Il se forme ainsi de nouvelles communications entre la première et les veines hépatiques. Ajoutons que cette voie supplémentaire est loin d'être suffisante, si l'on tient compte de la quantité de sang qui arrive à chaque instant dans la veine porte.

C'est Kiernan (1) qui a mis en lumière le fait précédent. C'est à lui également que l'on doit de connaître une autre particularité intéressante. Il est très-fréquent, on le sait, de trouver dans la cirrhose des adhérences très-intimes, au moyen de fausses membranes, entre la face convexe du foie et la face inférieure du diaphragme. Or, Kiernan a démontré qu'il se forme dans l'épaisseur de ces fausses membranes des vaisseaux, en quantité assez considérable, qui mettent en communication les branches de la veine porte avec les veines diaphragmatiques, dans toute l'étendue de la face supérieure du foie. C'est donc là une seconde espèce de vaisseaux de nouvelle formation, permettant au sang de l'intestin d'atteindre la veine cave.

2° *Anastomoses physiologiques.* — Parmi ces anastomoses, les unes sont fort rares ; ce sont des faits curieux par cela

(1) Kiernan. The anat. and physiol. of liver.

même qu'ils sont exceptionnels. Dans cette catégorie je rangerai : l'anastomose de la veine rénale gauche avec la mésentérique supérieure ; celle de la coronaire stomachique avec l'azygos ; de la splénique également avec l'azygos. On peut encore citer le cas de Reynaud (1), qui a observé, à la suite de l'oblitération de la veine porte, un réseau de veines très-dilatées placé sous la capsule de Glisson et communiquant avec un autre réseau très-serré, situé sur la face inférieure du diaphragme ; la veine diaphragmatique était dilatée dans toute son étendue.

Je le répète, ces faits sont très-rares ; les anastomoses qu'il nous reste à étudier sont beaucoup plus constantes.

En première ligne, je placerai les rameaux accessoires de la veine porte, très-bien décrits par Sappey, qui en a fait le sujet d'un mémoire (2). Avant cet auteur, on savait déjà qu'il existait entre le foie et la paroi abdominale des communications vasculaires se faisant par l'intermédiaire du ligament rond. Mais on avait cru que la veine dilatée que l'on trouvait dans l'épaisseur de ce repli, était la veine ombilicale restée ou redevenue perméable. Sappey montra que la veine ombilicale ne pouvait communiquer avec les veines de la paroi abdominale ; il fit mieux, il trouva, à côté des veines dilatées, le cordon fibreux, vestige de la veine ombilicale. Il s'agissait donc là de vaisseaux tout à fait différents, bien que suivant le même trajet. Il démontra, en outre, qu'il existe dans le ligament suspenseur un certain nombre d'autres petites veines qui plongent dans le foie par sa surface convexe, et contribuent pour leur part au rétablissement de la circulation.

La veine porte communique encore avec la grande circulation au niveau du rectum. On sait, en effet, qu'il existe

(1) Journal hebdomadaire, 1829.
(2) Sappey. In Bullet. Acad. médecine, 1859.

là de nombreuses anastomoses entre les rameaux de la petite mésentérique et les hémorrhoïdales moyennes et inférieures, branches de la veine hypogastrique.

Enfin nous avons vu, dans le premier chapitre de notre travail, qu'au niveau de l'œsophage il existait des communications semblables entre les systèmes porte et cave, M. Gubler avait bien vu ce fait, lorsqu'il disait : « Une disposition analogue doit nécessairement exister, mais sur une moindre échelle, vers l'orifice cardiaque de l'estomac, quoiqu'elle n'ait pas été l'objet spécial d'une mention de la part des anatomistes. Là, en effet, comme à la fin du tube digestif, se trouve un terrain neutre sur lequel se rencontrent deux ordres de veines, dont les unes se rendent par l'azygos et d'autres branches dans la grande circulation, tandis que les secondes aboutissent à la veine porte par le coronaire stomachique. » (1)

Il semble, après les détails dans lesquels je viens d'entrer, que rien ne soit plus facile que de donner une explication pathogénique acceptable des varices œsophagiennes.

Puisqu'il est reconnu par tout le monde que la cirrhose, presque fatalement, rend nécessaire le développement d'une circulation collatérale, il ne répugne en rien à l'esprit d'admettre, *a priori*, que cette suppléance puisse se faire aussi bien par les anastomoses œsophagiennes que par celles de la paroi abdominale. C'est à cette explication toute mécanique que se rattache M. Gubler à propos de l'observation de Fauvel, et M. Audibert dans sa thèse. Je dois dire de suite que c'est là également mon opinion, toutefois avec quelques légères restrictions; j'y reviendrai dans un instant.

Mais il s'en faut de beaucoup que cette théorie soit admise par M. Chautemps. J'ai déjà dit que celui-ci avait fait sa

(1) Gubler. Loco citato.

thèse sur la pathogénie des hémorrhagies dans la cirrhose; j'ajoute que la plus grande partie de son travail est consacrée à la discussion pathogénique des varices œsophagiennes. Voici comment il s'exprime dès le début. Après avoir reconnu la réalité de la circulation supplémentaire avec ses différentes voies, après avoir donné l'opinion de M. Gubler, il ajoute :

Nous ne nierons pas que les varices œsophagiennes des cas de M. Fauvel et de M. Fioupe, *auraient* pu tenir au rétablissement de la circulation ; mais la discussion que nous en ferons bientôt nous permettra tout au moins d'en *douter*. Quant au malade de M. Hérard, il sera facile de démontrer, sinon que les varices étaient dues à une action spéciale de la cirrhose sur la paroi veineuse, du moins qu'elles ne *dépendaient pas de la gêne circulatoire.* »

Le premier argument de M. Chautemps, le principal à ce qu'il semble, c'est que les varices n'occupent que l'œsophage et ne se prolongent pas sur l'estomac : « Eh bien ! Si ces varices (observ. Fauvel) tenaient au rétablissement de la circulation par l'anastomose des veines de l'estomac et de l'œsophage, nous concevrions difficilement que les veines de l'estomac n'eussent présenté aucune trace de dilatation ! Nous concevrions difficilement cet arrêt brusque des varices au niveau du cardia (page 35) » et plus loin : « Dans le cas de M. Fioupe, les varices se terminaient brusquement au niveau du cardia, et ne permettaient, pas plus que dans l'observation de Fauvel, de croire à une dérivation suffisante par l'œsophage (page 42).» Enfin, page 46 : « Ces varices (obs. Hanot) étaient-elles dues au rétablissement de la circulation collatérale ? Evidemment non, puisque la cirrhose était encore microscopique, puisque les veines de l'estomac et de l'intestin, beaucoup plus directement tributaires de la veine porte, n'étaient pas dilatées. Comment expliquer que les varices ne se fussent présentées que dans les deux tiers supérieurs de la muqueuse œsophagienne ? »

L'importance que M. Chautemps attache à cette intégrité de l'estomac marque bien qu'il ne connaissait que superficiellement la distribution des vaisseaux dans les organes dont il parle. Le sang cherche une voie collatérale par où s'échapper. Or cette voie existe, non pas au niveau de l'estomac, mais de l'œsophage dont les veines appartiennent, les unes au système porte, les autres au système cave. Et, bien que les vaisseaux portes de l'œsophage se se jettent dans la coronaire stomachique, les veines de l'estomac ne sont nullement en cause. Car nous avons vu que les veines sous-muqueuses de l'œsophage perforent la tunique musculaire au-dessus du cardia, et, qu'au niveau de cet orifice, il n'y avait presque pas de vaisseaux. M. Chautemps voudrait que les veines de l'estomac et de l'intestin fussent dilatées parce qu'elles sont beaucoup plus directement tributaires de la veine porte que les autres. Mais à ce compte ces veines devraient toujours être variqueuses, quelle que fut d'ailleurs la voie de rétablissement de la circulation. Or, c'est ce qu'on n'observe pas.

Enfin le siége même un peu anormal des varices dans le cas d'Hanot ne me paraît nullement pouvoir faire écarter l'opinion que ces lésions dépendent de la gêne circulatoire. On a vu, dans le chapitre consacré à l'anatomie normale, que les injections poussées par la veine porte remplissent les vaisseaux des deux-tiers inférieurs de l'œsophage. Je ne vois pas pourquoi, dans certains cas, la dilatation ne commencerait pas un peu plus haut que dans d'autres, pourquoi par exemple, après avoir débuté à l'union du tiers moyen et du tiers supérieur elle ne se prolongerait pas au-dessus et au-dessous de ce point, reproduisant ainsi exactement la lésion observée par Hanot. Il n'y a là, à mon avis, aucune impossibilité matérielle.

Une objection qui paraît avoir plus de valeur, à propos de ce même cas, est celle que tire M. Chautemps de l'âge peu avancé de la cirrhose. Il est dit en effet dans l'observation III que le foie pèse 1,900 grammes ; il n'était donc pas encore arrivé à la période d'atrophie. D'accord ; mais s'en suit-il pour cela que la gêne circulatoire fût nulle ? Je le pense d'autant moins que, à côté du poids du foie, je trouve celui de la rate. Celle-ci pesait 450 grammes. Elle était donc très-notablement hypertrophiée, puisqu'à l'état normal Sappey lui assigne, comme poids moyen, 200 gr. à peu près. Cette hypertrophie indique nettement qu'il existait déjà depuis quelque temps une gêne notable dans la circulation porte. Au fond donc l'observation d'Hanot est en tout semblable aux trois autres, et les différences qu'elle présente sont beaucoup plus apparentes que réelles.

Je viens de passer en revue les objections que M. Chautemps adresse à la manière de voir que j'adopte. Je voudrais discuter maintenant les explications que donne cet auteur des varices de l'œsophage.

La simple coïncidence lui paraît possible. Il faut avouer que chez le malade de l'observation IV, qui ne présentait pas traces d'autres varices, les veines de l'œsophage auraient du être douées d'une bien grande bonne volonté pour devenir ainsi variqueuses sans cause appréciable (autre que la cirrhose bien entendu). Du reste M. Chautemps, tout en rappelant d'après la grande autorité de M. Vulpian, que les varices œsophagiennes ne sont pas rares en dehors de la cirrhose, est bien obligé d'avouer qu'elles affectent, dans cette maladie, une allure toute spéciale.

L'auteur admet plus volontiers, comme cause principale, celle-ci : que la cirrhose peut créer le tempérament variqueux. J'avoue ne pas me rendre très-bien compte de cette puissance, au moins telle qu'il la comprend. Que la cirrhose, par suite de la gène circulatoire qu'elle détermine, amène progressivement la dilatation et l'altération du système veineux tout entier, cela je l'admets volontiers. Mais que la cirrhose, qui en somme est une affection toute locale d'abord, crée d'emblée un tempérament variqueux, avant même d'avoir apporté le plus léger trouble dans la circulation (puisque c'est là ce que M. Chautemps admet pour le malade d'Hanot), cela me semble bien inadmissible. Je demanderai toujours à M. Chautemps de m'expliquer pourquoi, chez mon malade, ce tempérament variqueux ne se traduit qu'en un seul point, là où il existe une anastomose de la veine porte avec la veine cave. Pourquoi pas de varices aux jambes, au rectum, dans la paroi abdominale ?

Si je repousse ce tempérament variqueux créé de toutes pièces par la cirrhose, je ne crois pas non plus qu'il y ait seulement, dans le développement de la lésion que j'étudie, une question de pure mécanique. Je crois qu'il faut faire une part, et même une part importante, aux altérations de la paroi vasculaire, que ces altérations soient sous la dépendance immédiate de la cirrhose, ou qu'elles soient la conséquence, ce qui est plus probable, des causes qui produisent la cirrhose elle-même, l'alcoolisme, par exemple.

Il me resterait à chercher pourquoi, dans certains cas, la la circulation supplémentaire se rétablit ainsi par les veines de l'œsophage. Ces veines, placées dans le thorax, influencées plus directement par la respiration que les autres branches de la veine porte, ont-elles plus de tendance à devenir variqueuses ? Mais alors pourquoi, la cause étant la même dans tous les cas, observe-t-on si rarement cette dilatation ? Y avait-il, dans nos 4 observations, des raisons anatomiques particulières, rendant la dilatation plus facile au niveau de l'œsophage que dans les points où elle se montre d'habitude ? Ce sont là des questions auxquelles je ne saurais répondre. Je ne puis que constater un fait, c'est que, dans les quatre cas, la circulation supplémentaire par l'œsophage a remplacé la circulation abdominale et que la nouvelle voie a été assez large pour que l'ascite ait manqué jusqu'à la mort dans un cas, et ne se soit montrée que dans les derniers temps de la vie dans les trois autres cas.

Je crois avoir démontré, par la discussion précédente, que les varices œsophagiennes, notées dans les observations que je rapporte, sont bien sous la dépendance de la cirrhose, qu'elles ont pour but de remédier, au moins en partie, à l'oblitération de la veine porte dans le foie. Au point de vue purement anatomique et physiologique, il semble donc que ce soit une bonne lésion et qu'on doive être heureux de son apparition. Mais nous verrons, dans la partie clinique, que ces varices constituent une des complications les plus graves de la cirrhose, à cause des hémorrhagies formidables qu'elles amènent.

Il me reste, pour terminer ce qui a trait à la pathogénie à parler précisément de ces hémorrhagies. Ce point ne m'arrêtera, du reste, pas longtemps ; en effet si la pathogénie des hémorrhagies de la cirrhose en général est une question très-difficile et très-complexe, celle des hémorrhagies, dans le cas particulier qui nous occupe, est plus facile à comprendre. La principale cause, c'est la rupture vasculaire. Nous avons vu combien la paroi veineuse était distendue, amincie. Que, dans ces conditions, le malade fasse un effort violent ; la tension augmente brusquement dans tout le système veineux, et cela seul suffit très-bien pour amener la rupture d'une varice. On comprend qu'un bol alimentaire dur, à son passage dans l'œsophage, puisse par frottement amener le même résultat. Dans deux observations la rupture était considérable. Elle n'était pas visible à l'œil nu dans les deux autres, mais elle existait aussi très-certainement. Si, à cette altération de la paroi vasculaire, nous ajoutons la fluidité (1) particulière du sang dans la cirrhose, nous comprendrons facilement comment ces hémorrhagies se produisent et pourquoi elles ont toujours une gravité exceptionnelle.

### SYMPTÔMES.

On a assigné aux varices œsophagiennes un certain nombre de symptômes, tels que la cardialgie, la dysphagie, la présence de lésions analogues siégeant dans le pharynx, et, par conséquent, accessibles à la vue. Sans nier la possibilité de tels signes, je suis obligé d'admettre qu'ils sont bien rares ou bien peu accusés, puisqu'ils ne sont notés dans aucune des observations que je rapporte.

En revanche, dans ces quatre cas, nous trouvons des hémorrhagies; au premier abord, on serait tenté de considérer ce symptôme comme constant, et de conclure que les varices de l'œsophage amènent toujours à leur suite des hématémèses. Ce serait peut-être aller un peu loin; car il existe des exemples dans lesquels on n'a jamais noté ce symptôme. Je sais bien que, dans ces cas, les varices ne se présentaient pas chez des cirrhotiques; mais même chez ces derniers, si jamais on ne laissait passer une autopsie sans ouvrir l'œsophage, il est très-probable qu'on arrive-

(1) M. Gubler explique ainsi cette fluidité : « On sait aujourd'hui que le sang puisé dans la veine-porte ne renferme qu'une fibrine non coagulable, déliquescente même, tandis que celui qu'on retire des veines sus-hépatiques donne de la fibrine normale, filamenteuse et élastique. Entre ces deux points du système circulatoire se trouve interposé le foie, dont l'une des plus remarquables fonctions est par conséquent de transformer la fibrine ébauchée, demi-fluide, en fibrine parfaite et résistante. »

rait à rencontrer des dilatations veineuses de ce conduit, n'ayant jamais causé d'hémorrhagie pendant la vie.

Quoi qu'il en soit, l'hématémèse est un symptôme très-fréquent, constant dans les observations publiées jusqu'à ce jour. A ce titre, nous devons l'étudier avec quelque soin.

D'abord, à quelle période de la cirrhose apparaît-il? Est-ce un symptôme du début ou un symptôme de la fin de la maladie? J'avoue que mon embarras est grand pour répondre. Bien que le problème soit simple, et que les varices reconnaissent pour cause unique le rétablissement collatéral de la circulation interrompue dans le foie, il est difficile cependant de préciser le moment exact de leur apparition, et d'affirmer que ces varices ne se forment qu'assez tard. Je sais bien qu'elles n'auraient pas de raison d'exister dans les premières périodes de la maladie, alors que la gêne circulatoire est nulle ou presque nulle. Et dans ce cas, les hématémèses précoces de la cirrhose ne pourraient pas être mises sur le compte des varices.

Mais la difficulté justement est de savoir quand débute la gêne circulatoire, et l'observation de Hanot (observ. III) est là pour nous montrer que les varices, et leur symptôme habituel, l'hématémèse, peuvent apparaître à une époque assez rapprochée du début de la cirrhose.

Il en résulte qu'il est assez difficile de dire si les premières hématémèses notées, dans la quatrième observation, par exemple, étaient déjà symptomatiques des varices, ou si on ne doit pas plutôt les ranger dans la classe de ces hémorrhagies précoces, prémonitoires pour ainsi dire, dont mon ami Hanot a observé plusieurs cas, et qu'il se propose d'étudier dans un prochain mémoire.

L'hématémèse, à quelque période qu'elle se produise, arrive le plus souvent subitement, sans prodromes. Rarement le malade éprouve, pendant les quelques instants qui précèdent, un certain degré de malaise, d'anxiété, une sensation de chaleur à la gorge, quelques nausées. Trois fois l'hémorrhagie s'est produite après un effort. Le malade de Hanot était parfaitement bien portant lorsque « il fut obligé, pendant son travail, de faire un effort violent ; aussitôt, il rendit, par la bouche, une grande quantité de sang noirâtre. » Chez la malade de Fioupe, une des hématémèses s'est produite pendant une indigestion ; de même, chez notre malade, l'hémorrhagie a débuté une fois, à la suite d'efforts de vomissements provoqués par l'ingestion d'un aliment grossier. Ces faits sont intéressants, parce qu'ils nous font saisir, pour ainsi dire sur le fait, le mécanisme de l'hémorrhagie, dans un certain nombre de cas, sinon dans tous. Nous avons vu, en parlant de l'anatomie pathologique, combien la paroi des vaisseaux dilatés était amincie. Vienne un effort violent : la circulation est modifiée, la tension veineuse augmente, la faible résistance opposée par la paroi variqueuse est vaincue, et le sang s'échappe au dehors.

Presque aussitôt, et le plus souvent sans grands efforts, le malade rend, par la bouche, une quantité considérable de sang. L'abondance est en effet un des caractères de ces hématémèses. Le malade de Fauvel, par exemple, « rend à flots, par la bouche, en quatre ou cinq fois, en l'espace d'une heure, une livre environ de sang. » Celui de Hanot vomit également tout d'un coup « une grande quantité de sang, » celle de Fioupe deux litres en quelques instants. Nous retrouvons ce caractère dans tous les cas.

Ce sang est rarement rouge, presque toujours noir ; le plus souvent il est liquide, parfois il est rendu sous forme de caillots. Il est également rare qu'il soit mélangé à des aliments.

Il s'en faut que la totalité du sang qui coule dans l'œsophage soit expulsée par la bouche. Certainement, au contraire, la plus grande partie gagne l'intestin grêle et s'écoule au dehors, par l'anus.

Deux fois même, chez le malade de l'observation IV,
l'hématémèse manqua, et le sang passa en totalité dans
l'intestin.

Quoi qu'il en soit, c'est rapidement, quelques heures,
quelques instants même après la première hématémèse,
et à la suite de coliques, que le sang commence à se montrer dans les garde-robes. Celles-ci en contiennent en quantité variable; souvent elles sont formées par du sang pur,
généralement liquide et de couleur foncée. Le méléna dure
beaucoup plus longtemps que l'hématémèse; il est rare
qu'il ne persiste pas pendant deux ou trois jours. Il en résulte que, bien que la quantité de sang contenue dans les
garde-robes, diminue (dans les cas favorables) à mesure
que l'on s'éloigne du début, le malade perd ainsi une quantité de sang vraiment énorme.

Des hémorrhagies, aussi soudaines et aussi abondantes,
ne peuvent se produire sans retentir d'une façon très-marquée sur l'organisme tout entier. Elles n'agissent, du reste,
pas autrement que toutes les hémorrhagies graves. Aussi,
ne ferai-je que noter, sans insister autrement, les frissons,
la tendance aux syncopes, les syncopes même, le refroidissement des extrémités, la fréquence et la petitesse du
pouls, etc., etc.; enfin, l'anémie profonde qui suit ces hémorrhagies, et qui ne disparaît que lentement, quand elle
disparaît. Lorque l'hémorrhagie est suivie de mort, aux
symptômes précédents, se joignent une faiblesse excessive,
une aphonie plus ou moins complète, puis un peu de subdelirium, enfin le coma.

Bien que les varices échappent à nos moyens ordinaires d'exploration, on peut affirmer qu'une fois formées, elles ne rétrocèdent pas plus que la maladie dont elles dépendent. Seul, le symptôme, par lequel elles se traduisent au dehors, offre un caractère intermittent et irrégulier qu'on ne peut prévoir à l'avance. Dans un cas, une seule hémorrhagie a suffi pour entraîner la mort. Dans un autre, on a noté jusqu'à huit crises hémorrhagiques, séparées par des intervalles de un à plusieurs mois pendant lesquels la santé était bonne.

La durée est impossible à établir d'une façon précise puisque, d'une part, la première hémorrhagie peut se produire avant le développement des varices, que, de l'autre, les varices, dans certains cas, doivent exister pendant un temps plus ou moins long avant de donner lieu à des hémorrhagies.

Quant à la terminaison, elle est mieux connue. Dans les quatre cas que nous avons pu rassembler, les varices ont abrégé la durée de la cirrhose et causé la mort par hémorrhagie.

Telles sont les particularités symptomatiques qui sont sous la dépendance immédiate des varices de l'œsophage. Je pourrais, à la rigueur, m'en tenir là. Toutefois, sans avoir l'intention de retracer ici le tableau clinique de la cirrhose, il me semble indispensable de prendre quelques-uns de ses symptômes et de faire voir en quoi ils sont modifiés, dans les cas qui nous occupent ; car les observations que je rapporte plus loin montrent, de la façon la plus évidente, et c'est là un des côtés intéressants de la question, que la cirrhose, au point de vue clinique, est notablement modifiée par l'existence des varices œsophagiennes.

Je vais essayer de le prouver.

Parmi les symptômes importants et habituels de la cirrhose

on trouve la dilatation des veines sous-cutanées abdominales et l'ascite ; j'ajouterai même l'œdème des membres inférieurs.

On lit dans Frérichs : « Sous l'influence de la même cause (développement d'une circulation collatérale), il se produit des phlébectasies sous-cutanées, qui, se dirigeant de l'ombilic vers l'épigastre, produisent, entre ces deux points, un entrelacement vasculaire étendu et très-prononcé, ou bien qui descendent en serpentant jusqu'à la région inguinale. Ces phlébectasies fournissent souvent une donnée importante pour le diagnostic » (1).

Or, ce symptôme important. manque dans les observations où il existe des varices dans l'œsophage. Dans celle de Fauvel, je trouve noté : « Quelques veines peu volumineuses se dessinent à l'épigastre. » Il y a loin de là à la description de Frerichs. Dans les trois autres, absolument rien. Et on ne peut objecter que ce symptôme a pu passer inaperçu, puisque chaque observateur a pris soin de noter et de répéter plusieurs fois, qu'il n'y a eu, à aucun moment, de développement anormal des veines abdominales.

De même pour l'ascite. Frerichs la note parmi les symptômes les plus constants, et il ajoute : « Ordinairement la transsudation commence de bonne heure et augmente lentement, en suivant pas à pas les progrès de la dégénérescence hépatique. Au début, elle passe facilement inaperçue, à cause de la tympanite intestinale ; mais peu à peu la fluctuation devient plus évidente, jusqu'à ce qu'enfin l'abdomen acquière la forme d'un tonneau. etc. » (2). Dans les observations III et IV, l'ascite a fait défaut jusqu'à la mort. Dans l'observation II, elle se montre seulement

(1) Frérichs. Traité des maladies du foie, 1866, p. 309.
(2) Frérichs. Loco citato, p. 311.

deux mois avant la mort, plus de deux ans après le début de la maladie et la première hématémèse. C'est seulement chez le malade de Fauvel que l'ascite s'est montrée de bonne heure. Encore faut-il remarquer que, dans ce cas, le malade avait, depuis longtemps, les pieds enflés, et qu'à l'autopsie, on trouva les lésions d'une néphrite ancienne.

Enfin, l'œdème des membres inférieurs a, lui aussi, une marche un peu spéciale ; soit qu'il se montre tardivement, soit qu'il commence à une période assez voisine du début, pour disparaître bientôt et ne plus revenir.

Les autres symptômes de la cirrhose ne sont influencés en rien par l'existence des varices œsophagiennes ; je n'en parlerai pas. Mais les détails précédents étaient indispensables pour l'intelligence du chapitre suivant.

## DIAGNOSTIC

Pas plus que dans le chapitre où j'ai traité de la symptomatologie, il ne m'est permis, maintenant que j'arrive au diagnostic, de considérer les varices œsophagiennes uniquement comme une affection isolée. C'est au contraire ici que je dois le moins oublier que cette lésion est une conséquence de la cirrhose, une complication en même temps qu'un symptôme.

De là deux questions à résoudre.

En premier lieu, peut-on, pendant la vie, reconnaître l'existence des dilatations veineuses de l'œsophage ?

En second lieu, ce symptôme, cette complication si l'on veut, pourra-t-il aider le médecin dans le diagnostic de la maladie dont il dépend, ou bien au contraire ne donnera-t-il pas à l'affection hépatique une physionomie telle qu'elle aura de grandes chances d'être méconnue ?

Etudions séparément ces deux points.

Le diagnostic des varices œsophagiennes en elles-mêmes est fort difficile, je dirais volontiers impossible. Nous avons vu précédemment que c'est là une lésion inaccessible à la vue et au toucher, et qui ne se traduit que par un symptôme constant, l'hémorrhagie, symptôme bien insuffisant à coup sûr pour permettre d'affirmer la dilatation variqueuse des veines de l'œsophage. Car, en prenant l'hypothèse la plus favorable, c'est-à-dire en admettant qu'on ait diagnostiqué la cirrhose avant la première hématémèse, on sait qu'il existe des cas dans lesquels on a observé des hématémèses répétées et même foudroyantes, sans que l'autopsie ait révélé de varices œsophagiennes. Tout au plus pourrait-on soupçonner cette lésion si, chez un cirrhotique ayant vomi du sang, on constatait l'absence de circulation supplémentaire abdominale, peu ou pas d'ascite et d'œdème des membres inférieurs.

Mais, je viens de supposer la cirrhose reconnue ; or, c'est précisément là le point difficile, dans le cas où existent des varices de l'œsophage. Les observations rapportées plus loin sont là pour montrer l'embarras dans lequel on se trouve alors.

J'arrive ainsi naturellement à la deuxième question posée au commencement de ce chapitre : Quelle est la valeur diagnostique des varices œsophagiennes dans la cirrhose ?

Je n'hésite pas à répondre : Jusqu'à présent, cette valeur est nulle. Je vais même plus loin et j'ajoute : Toutes les fois que, chez un cirrhotique, la circulation supplémentaire se fera par les veines de l'œsophage, il y a gros à parier que la cirrhose sera méconnue, au moins pendant longtemps.

Et la raison en est simple.

Sur quoi se base-t-on le plus généralement pour diagnos-

tiquer la cirrhose? C'est certainement moins sur les chan-
gements de volume de l'organe que sur les symptômes
concomitants. Ce n'est pas que je prétende qu'il soit indif-
férent de savoir si le foie est petit, s'il est gros, s'il a son
volume normal. Au contraire, c'est là une question de
premier ordre. Ce que je veux dire seulement, c'est qu'il
existe une foule de causes, qui, dans la majorité des cas,
empêchent d'arriver à une approximation exacte du volume
du foie. A qui n'est-il pas arrivé de trouver, à l'autopsie,
un foie petit, qu'on avait cru normal, et réciproquement?
Si donc tant de chances d'erreur existent de ce côté, le cli-
nicien doit s'appuyer sur un certain nombre d'autres
signes, au premier rang desquels, je placerai l'ascite, le
développement des veines sous-cutanées abdominales, l'œ-
dème des membres inférieurs, enfin cet aspect spécial du
cirrhotique, dont toute la moitié supérieure du corps est
décharnée, dont la moitié inférieure, au contraire, est
énorme.

Or, qu'arrive-t il précisément, quand les varices œsophagiennes existent?

Les veines abdominales ne se développent pas, l'ascite
manque le plus souvent, ou quand elle apparaît, elle se
montre tard et en faible quantité; l'œdème des membres
inférieurs fait défaut, à son tour, et, s'il existe, il est fugitif,
comme chez le malade de l'observation IV, ou ne se produit
que dans les derniers temps de la vie.

De telle sorte que, si le médecin arrive à un moment où
le foie a encore son volume normal, ou si quelque difficulté
l'empêche de se rendre bien compte de ce volume, il n'a
plus, pour se guider, que l'hémorrhagie et quelques trou-
bles gastriques. (Pituites, vomissements, douleur épigastrique, etc.)

Est-ce assez pour diagnostiquer la cirrhose? Non-seulement, non ; mais, l'on se trouve entraîné à admettre forcément une autre affection, un ulcère simple de l'estomac, par exemple.

C'est en effet à cette lésion que fait songer de suite une hématémèse abondante, formée par du sang pur et liquide, et survenant brusquement chez un individu relativement bien portant. C'est à cette affection que l'on s'est rattaché chez le malade de l'observation IV. Sur quoi, en effet, aurait-on pu se baser, pour éviter l'erreur? Sur l'âge? Mais à 36 ans, on n'est guère plus prédisposé à une cirrhose, qu'à un ulcère simple. Sur les antécédents alcooliques? Mais, ils n'excluent pas plus l'une que l'autre de ces deux affections. Sur le volume du foie? Il était normal encore dix-sept mois après la première hématémèse. Sur quoi encore? Sur rien. Même, pendant un certain temps on a noté la douleur épigastrique, symptôme qui n'appartient guère à la cirrhose. Le diagnostic n'était pas plus facile dans l'observation de Hanot. Quant au malade dont Fioupe rapporte l'histoire, peut-être le symptôme ictère, tout exceptionnel qu'il soit dans la cirrhose atrophique, joint aux hémorrhagies, aurait-il dû faire admettre, malgré tout, l'affection hépatique.

Ces conclusions sont certes loin d'être satisfaisantes pour l'esprit. Je crois cependant qu'il n'était pas inutile de montrer que, même dans les cas qui semblent simples (Obs. IV), on ne saurait trop s'entourer de précautions ; étudier tous les organes, non pas une fois, mais très-souvent, et ne jamais négliger un symptôme insignifiant en apparence (un peu d'ascite, un léger œdème des membres inférieurs, une rate un peu grosse par exemple).

Les autres hématémèses, qu'elles dépendent d'une affection de l'œsophage, qu'elles soient symptomatiques d'un cancer de l'estomac ou supplémentaires des règles, etc., etc.

se présentent avec des caractères assez spéciaux, ou bien s'accompagnent d'autres symptômes assez tranchés, pour que la confusion soit impossible.

## PRONOSTIC.

Je n'ai que peu de chose à dire du pronostic des varices œsophagiennes. Il est grave de toutes façons. Grave, d'abord parce que toute complication, si légère qu'elle soit, survenant dans le cours d'une affection mortelle par elle-même, ne peut que précipiter la terminaison fatale. Grave encore, parce que, par elles seules, les varices. le plus souvent, entraînent rapidement la mort. J'ai suffisamment insisté sur ce point, dans le chapitre que j'ai consacré aux symptômes.

## TRAITEMENT.

Les varices œsophagiennes étant causées et entretenues par la cirrhose, c'est-à-dire par une maladie qui, loin de rétrocéder, a une marche sans cesse envahissante, il est bien évident que, eût-on fait le diagnostic de cette complication, on ne pourrait espérer la voir disparaître, par quelque moyen que ce fût.

Ce que nous devons nous borner à chercher, c'est à diminuer, à arrêter les hémorrhagies, quand elles se produisent, à relever les forces du malade, généralement très-affaibli, et à le mettre, autant que possible, à l'abri des causes qui pourraient ramener cette complication.

Réduit à ces limites, le rôle du médecin est loin d'être insignifiant, puisque nous avons vu les hémorrhagies déterminer, à elles seules et rapidement, la mort du malade.

Ce symptôme sera du reste justiciable des moyens employés dans toutes les hémorrhagies graves du tube digestif, de l'estomac en particulier. — Repos absolu au lit ; boissons glacées; applications de glace à la région épigastrique; révulsifs sur les membres inférieurs ; perchlorure de fer, alcool à l'intérieur, etc. — Ces moyens sont trop connus pour que j'aie besoin d'en parler plus longuement.

Mais je voudrais insister davantage sur l'emploi de la diète lactée. Si on veut bien se reporter à l'observation IV de notre travail, on verra qu'il s'agit, dans ce cas, d'un homme dont la convalescence, à plusieurs reprises, a été singulièrement activée par l'emploi du régime lacté. Ce résultat s'explique assez facilement, je crois.

En effet, dans les cas qui nous occupent (en dehors de l'hémorrhagie), deux conditions se trouvent à remplir : 1° Alimenter rapidement un malade affaibli par une perte de sang toujours abondante. — 2° Lui fournir des aliments qui n'aillent pas, mécaniquement, augmenter la déchirure des varices, lorsqu'elle existe (observations III et IV), ou la produire alors qu'il n'existe encore que des ruptures microscopiques (obs. I et II). — Le lait me semble remplir à merveille ces deux indications. C'est un aliment complet, et c'est un aliment liquide qui n'irritera pas, ne blessera pas les parois de l'œsophage, en le traversant.

Chaque fois donc qu'un malade, chez lequel on aura lieu de soupçonner la cirrhose du foie, aura des hématémèses ou du méléna, le régime lacté devra être institué dès le principe, et continué longtemps après la disparition des accidents. C'est, je crois, à cette pratique que notre malade de Lariboisière doit d'avoir survécu pendant deux ans à une série d'hématémèses formidables. — Le lait enfin aura ce dernier avantage, de convenir dans les cas douteux où l'on hésite entre une affection de l'estomac et une affection hépatique, avec complication du côté de l'œsophage.

Je termine par quelques mots sur le traitement préventif des hémorrhagies. Trois fois dans les observations que je rapporte (obs. II, III et IV), l'hématémèse est arrivée à la suite d'un effort. (Effort violent pendant le travail, chez le malade de Hanot. — Efforts de vomissement, chez le nôtre, etc.) C'est assez dire qu'on devra, autant que possible, empêcher les malades de se livrer à des exercices violents ; écarter d'eux toutes les causes d'efforts considérables et répétés.

## OBSERVATIONS

### Observation I.

Hématémèse foudroyante due à des varices de l'œsophage chez un sujet atteint de cirrhose du foie et d'affection granuleuse du rein. (Fauvel, in Bulletins de la Société médicale d'observation, 1858.)

Paris, âgé de 59 ans, né à Paris, cordonnier depuis son enfance, entra à l'Hôtel-Dieu le 11 avril 1830, et fut placé au n° 14 de la salle Sainte-Madeleine, division de M. Récamier.

Son père et sa mère sont morts, le premier il y a vingt-neuf ans, d'une affection de la poitrine ; la seconde, âgée de 59 ans, succomba, il y a quelques semaines, à la Salpêtrière. Elle avait éprouvé les symptômes de la goutte et avait subi l'opération de la cataracte. Sur dix enfants, sept garçons et trois filles, il reste seul vivant, tous les autres sont morts en bas-âge.

Santé antérieure faible. A 6 ans, variole légère. Première maladie sérieuse à 15 ans, impossible à caractériser. A 22 ans, affection à peu près semblable.

Chancres vénériens à 16 ans, blennorrhagie à 22 ; les deux affections furent traitées par le mercure. Le malade ne s'est pas aperçu qu'il eût habituellement l'haleine courte ; il n'a jamais éprouvé de battements de cœur.

Rhumes peu intenses tous les hivers, pendant lesquels il lui est

arrivé d'expectorer de temps à autre quelques crachats sanglants;
jamais d'autre hémorrhagie par la bouche. Dans son enfance, épistaxis
fréquentes, disparaissant à la puberté. Depuis l'âge de 20 ans, il est
sujet à une diarrhée qui cesse et revient sous une influence légère.
Toutefois, l'appétit est habituellement bon. Jamais de vomissements.

Il y a douze ans, apparition de tumeurs hémorrhoïdales qui ont
persisté, mais n'ont jamais donné de sang à aucune époque ; le malade
affirme n'avoir jamais eu la jaunisse.

L'an dernier, il a éprouvé quelques douleurs articulaires, notamment dans les épaules. Depuis plusieurs années, lorsqu'il a travaillé
beaucoup, il éprouve de chaque côté de la région lombaire des douleurs qui n'ont pas augmenté dans ces derniers temps. Depuis la même
époque, et sous la même influence, le soir il a les pieds enflés, sans
que les mains, la face aient participé à cette enflure. Il y a trois ans
qu'il habite rue Guérin-Boisseau, au second étage, dans une chambre
assez bien aérée; nourriture bonne habituellement; vin en quantité
modérée, de temps en temps quelques légers excès.

Au mois d'octobre dernier, sans avoir fait de chute, sans avoir reçu
de contusion, enfin, sans cause morale ou autre circonstance appréciable, il tomba malade. Etant à travailler, il éprouva subitement une
douleur dans l'abdomen vers la région épigastrique, en se rapprochant de l'hypochondre droit. Le ventre augmenta de volume et devint
aussi gros qu'il l'est actuellement, mais il cessa d'être douloureux. Les
membres inférieurs ne participent pas au gonflement de l'abdomen.
A la même époque, les douleurs devinrent plus vives, les urines
furent moins abondantes, sans avoir changé d'aspect. De la diarrhée,
de la toux se déclarèrent, et le malade entra à l'Hôtel-Dieu, dans le
service de M. Jadioux.

Il y resta trois semaines ; à sa sortie, la diarrhée avait cessé et le
ventre avait diminué. Cet homme reprit ses travaux, qu'il n'a pas interrompus jusqu'au jour où il tomba de nouveau malade ; toutefois le
ventre avait conservé un volume plus considérable qu'auparavant.
Vers la fin de mars 1838, cet homme reçut un coup au-dessous du sein ;
12 sangsues furent appliquées sur ce point, sans qu'il cessât son travail.

Le mercredi 4 avril, sans avoir fait d'excès les jours précédents,
Paris éprouva subitement de nouvelles douleurs vers la région pylorique et dans les lombes. Bientôt le ventre augmenta progressivement
de volume, les urines diminuèrent, la diarrhée revint et de la fièvre se

déclara. Il suspendit alors son travail et garda le lit sans faire d'autre traitement que de boire de la tisane de racines d'asperges. Au bout de huit jours, il entra à l'Hôtel-Dieu.

*Etat actuel*, 12 *avril* 1838. — Face pâle et amaigrie modérément, ainsi que tout le corps, système pileux assez développé, cheveux bruns, peau blanche et fine, muscles peu prononcés, flasques. Abdomen volumineux, tendu ; on y constate la présence d'un liquide. Les jambes sont légèrement œdématiées autour des malléoles. Deux ou trois selles liquides par jour, urines rouges, donnant un précipité très-abondant par l'acide nitrique.

Bandage sur le ventre, lavement laudanisé, tisane de queues de cerises. Pendant trois jours, pas de changement appréciable.

Dans la nuit du 15 au 16 avril, cet homme est pris de hoquet ; il boit de la tisane et quelques instants après, sans avoir resssenti de chatouillement à la gorge, sans avoir toussé, sans avoir éprouvé de nausées, il *rend à flots par la bouche, en quatre ou cinq fois en l'espace d'une heure, une livre environ de sang.* Ce sang examiné le matin a l'aspect de celui qu'on extrait de la veine ; il se sépare en caillots et en sérum. Le premier, peu considérable, offre à sa surface une couche d'un rouge vif, tandis que la partie inférieure est noire. Quelques crachats muqueux non colorés par le sang nagent à la surface du liquide. Face pâle, altérée, voix faible, réponses brèves ; les jambes sont œdématiées jusque vers le milieu du mollet ; peau chaude décolorée sur tout le corps, ayant une teinte œdémateuse jaune mat ; légère sueur la nuit après les vomissements. Pouls petit, faible, régulier, 113 pulsations.

L'abdomen, dans son plus grand développement, à quatre travers de doigt au-dessus de l'ombilic, donne 0ᵐ79. Sa forme est égale ; cependant la région épigastrique dépasse d'un à deux pouces la saillie de la poitrine.

Les fausses côtes sont fortement déjetées en dehors Peau lisse, tendue; légère infiltration sous-cutanée. Quelques veines peu volumineuses se dessinent à l'épigastre ; sonorité tympanique depuis l'appendice xyphoïde jusqu'à un pouce au-dessous de l'ombilic. Tranversalement la même sonorité existe jusqu'à quatre ou cinq pouces de la ligne médiane, puis fait place à de la matité. La percussion fait reconnaître une fluctuation évidente. Une pression même assez forte ne détermine que peu de douleur dans tous les points de l'abdomen. A l'hypochondre droit, la matité remonte jusqu'au mamelon et ne se prolonge pas à plus d'un pouce vers le sternum. Quelle que soit la position que l'on fasse prendre au malade, le foie est inappréciable au palper. Lèvres décolorées, langue sèche. Soif très-vive. A l'instant de l'interrogation, le malade vomit sans effort et sans toux, un caillot de sang noirâtre. Depuis hier matin, trois selles liquides comme de l'eau, ne contenant aucune trace de sang. De temps en temps, toux et expectoration de crachats blancs muqueux; 33 respirations égales.

Percusssion de la poitrine. En avant, son clair jusqu'à la base des deux côtés. En arrière, sonorité bien conservée à droite et à gauche dans la partie supérieure. Dans la moitié inférieure, son obscur également des deux côtés.

Auscultation : en avant, respiration rude sans mélange de râles; en arrière, à la partie supérieure, respiration pure; dans la moitié inférieure, des deux côtés, râles sous-crépitants nombreux et bien prononcés, surtout dans les grandes inspirations. Bruit du cœur clairs, réguliers, sans souffle.

Prescription : six pilules contenant chacune un grain d'alun et un quart de grain d'opium; boissons froides; lavements avec amidon.

17 avril. Hier, dans la journée, le malade a vomi de nouveau et a rempli de sang presque tout un crachoir. Pendant la nuit, les vomissements ont reparu et on peut évaluer à 12 onces le sang qu'il a perdu. En même temps, trois selles liquides ont eu lieu depuis hier matin; elles contenaient du sang presque pur.

A la visite, face décolorée, exprimant l'anxiété; faiblesse musculaire portée au plus haut degré. Le malade n'a pas eu de syncope; pouls filiforme, régulier, très-fréquent; peau moite, sans refroidissement marqué.

Langue pâle, sèche; soif intense, aphonie complète.

De temps en temps, quelques nausées et vomissements, sans efforts, de caillots sanguins noirâtres. Ce matin, de fortes douleurs se sont développées dans le ventre, mais elles se sont dissipées; la pression ne les reproduit pas. L'abdomen a le même volume et les mêmes caractères que la veille. La faiblesse du malade empêche la percussion et l'auscultation en arrière. Rien en avant.

Bruits du cœur réguliers.

Mort sans agonie, sans convulsions, deux heures après la visite.

*Autopsie.* — Vingt-quatre heures après la mort.

Pâleur générale du cadavre, un peu de rigidité cadavérique, œdème des extrémités inférieures jusqu'aux genoux.

*Crâne*. — Les *méninges* ont leur transparence normale ; elles se détachent facilement. L'arachnoïde est soulevée par une quantité assez considérable de sérosité limpide ; les vaisseaux de la pie-mère sont exsangues. Le *cerveau* est pâle, mais, ne présente aucune altération appréciable.

Les *plèvres* contiennent chacune environ 60 gr. de sérosité transparente. Pas d'adhérences.

Les *poumons* ne présentent d'autre altération qu'un fort engouement limité au bord postérieur et à la base des deux côtés.

Le *péricarde* renferme une once de sérosité liquide ; il a sa transparence normale.

Le *cœur* mesure transversalement 4 pouces 2 lignes et 3 pouces et demi de la base des ventricules au sommet. Le ventricule gauche est presque entièrement vide, l'oreillette renferme un petit caillot noir. Les cavités droites renferment du sang noir diffluent. Pas de lésions valvulaires. Les fibres charnues sont pâles et mollasses.

L'*œsophage* contient un peu de liquide sanguinolent.

Dans les deux tiers inférieurs, la muqueuse est soulevée par deux saillies noirâtres ayant l'aspect de varices. En effet, en enlevant avec soin la muqueuse, on voit des vaisseaux dilatés, remplis de sang, en partie liquide, en partie noirâtre et coagulé.

Ces vaisseaux présentent des dilatations et des resserrements. Dans quelques points, leur volume égale celui d'une plume à écrire, mais ils sont généralement plus petits. Leurs parois sont extrêmement minces, leur surface interne est lisse et offre des anfractuosités qui empêchent qu'un stylet introduit dans leur intérieur pénètre avec facilité. On dirait de véritables valvules veineuses ; en somme, les vaisseaux sont de véritables veines variqueuses. La muqueuse qui les recouvre n'est que légèrement injectée, elle n'a pas perdu de sa consistance. Il ne nous a pas été possible d'apercevoir une ouverture qui ait pu donner issue au sang perdu par le malade.

*Abdomen*. — En ouvrant le *péritoine*, il s'écoule un liquide transparent, jaune citron, dont on peut évaluer la quantité à 5 ou 6 litres. Ce liquide renferme de petits flocons membraneux qui nagent dans son intérieur. Le péritoine viscéral et pariétal ne présente ni injection ni fausses membranes. La masse des intestins a un aspect blanc rosé. Le grand épiploon contient beaucoup de graisse. Tout le mésentère est également chargé d'une énorme quantité de graisse d'un beau jaune, sans injection dans l'épaisseur, qui est au moins d'un pouce. De la sérosité est aussi infiltrée entre ses feuillets.

L'*estomac* est fortement distendu. La grosse extrémité présente antérieurement et postérieurement une teinte rouge brun. Une incision pratiquée sur la petite courbure donne issue à des gaz fétides. On voit alors dans la cavité du viscère une livre environ de sang noirâtre, en partie coagulé, en partie sous forme d'un liquide couleur lie de vie foncé. Les caillots ressemblent, par leur coloration et leur consistance, à de la confiture de groseille de mauvaise qualité. Avant le lavage, la surface interne a la teinte du liquide qui la baignait, et est tapissée par un enduit muqueux assez consistant qui s'enlève par le lavage. Après cette dernière opération, la muqueuse stomacale paraît d'un rouge lie de vin à peu près uniforme et sans injection. Par un examen attentif, on aperçoit des petits points blanchâtres formant une légère saillie et dont la grosseur varie depuis la tête d'une épingle jusqu'à un point imperceptible. Ces points blanchâtres sont surtout très-prononcés à l'extrémité gauche et sur les faces latérales, près du cardia. Toute la portion droite de la surface interne présente une coloration d'un blanc rosé, après qu'on l'a débarassée des mucosités rougeâtres qui la recouvraient. Toute cette surface stomacale est lisse et n'a pas les rides accoutumées. La muqueuse enlevée au grand cul-de-sac donne des lambeaux d'un pouce, tandis que vers la portion pylorique, on obtient des lambeaux de plus de deux pouces. Les points blanchâtres indiqués plus haut siégent dans l'épaisseur de la muqueuse ; cette dernière est plus mince dans le grand cul-de-sac que partout ailleurs ; là elle n'offre pas de villosités appréciables.

En somme, il n'existe à la surface interne de l'estomac aucune trace d'érosion. Le tissu sous-muqueux ne présente rien de remarquable.

Le *duodénum* est rempli d'un liquide sanguinolent d'une couleur vineuse. La muqueuse est couverte d'un enduit filant, analogue à celui de l'estomac ; elle offre au-dessous une légère teinte rougeâtre sans aucune espèce d'injection ; sa consistance est bonne ; on ne voit pas de granulations dans son épaisseur.

Tout l'*intestin grêle*, jusqu'au cæcum, laisse échapper un liquide de même couleur à peu près que celui du duodénum, mais dont la teinte devient de plus en plus claire, à mesure qu'on approche du gros intestin. Dans les quinze premiers pieds, la muqueuse est couverte d'un enduit gluant, couleur chocolat au lait. Au-dessous, elle conserve cette teinte, mais moins foncée; elle ne présente du reste aucune injection, aucune ulcération. De ce point jusqu'au cæcum, l'enduit qui revêt la muqueuse et cette muqueuse elle-même, sont beaucoup moins colorés.

A partir de 5 pieds au-dessous du duodénum, on voit, de distance en distance, des plaques de Peyer dont la surface est granuleuse comme celle de la muqueuse de l'estomac. Ces plaques ne font pas de saillie au-dessus de la membrane sur laquelle elles tranchent par leur coloration. On voit aussi çà et là des follicules isolés sous forme de petites saillies blanchâtres.

La valvule iléo-cæcale n'offre aucune altération. Le cæcum renferme le liquide indiqué avec la même coloration. La muqueuse est imbibée par ce liquide et présente en outre quelques parties arborisées en rouge. Les côlons ascendant, transverse, descendant et le reste du gros intestin ne présentent ni ulcération, ni ramollissement appréciables.

Le *foie* est entièrement caché au-dessous des fausses côtes. En incisant la veine cave au-dessus du diaphragme, il s'en écoule un sang tout à fait liquide, sans mélange de caillots. Le foie a mesuré 9 pouces transversalement, et 5 pouces dans le diamètre antéro-postérieur.

Il a un aspect ratatiné. Examiné à la face supérieure recouverte par le péritoine et la capsule de Glisson, il présente une teinte générale jaunâtre, striée çà et là de petites arborisations rouges, et obscurcie par l'épaisseur de la membrane fibreuse qui donne en certains points une coloration légèrement lactescente. Examinée de près, cette surface est inégale, ridée, hérissée de petites aspérités formées par des grains offrant deux colorations bien tranchées : l'une foncée, verdâtre, plus rare et n'existant pas partout; l'autre jaune paille, beaucoup plus commune. C'est entre les sillons que ces granulations laissent entre elles que se voient principalement les arborisations rouges formées par de petits vaisseaux déliés qui semblent émerger de la substance du foie pour s'épanouir à la surface de cet organe. La face inférieure offre la même coloration générale, les granulations à double couleur jaune, les injections arborisées ; seulement ces dernières sont plus fortes vers le bord tranchant et dans la partie gauche où l'on voit les veines dilatées, ayant la grosseur d'une épingle. Le ligament suspenseur contient beaucoup de graisse qui se trouve aussi en grande abondance autour des vaisseaux biliaires; du tissu fibreux très-épais double le péritoine qui se réfléchit sur le foie.

La vésicule biliaire, très-petite, est cachée sous la face inférieure du foie et n'atteint pas le bord tranchant. Elle a un aspect blanc jaunâtre, ses parois sont épaisses, ce qui tient à la membrane fibreuse hypertrophiée; elle renferme environ une cuillerée à bouche de bile épaisse d'un vert jaunâtre. La membrane muqueuse n'est ni injectée, ni ramollie. Les conduits biliaires sont libres dans toute leur étendue, et ne présentent aucune altération. Une injection poussée dans la veine porte a fait voir que les arborisations qui existaient à la surface du foie étaient formées par des ramifications de cette veine qui envoie des branches jusque sur les parois de la vésicule. Une autre injection, pratiquée dans un des conduits biliaires, a démontré que chaque point verdâtre correspondait à l'extrémité déliée d'un conduit biliaire placé au centre d'une granulation jaunâtre. Le foie étant incisé a offert une densité et une ténacité remarquables. A la déchirure, il laissait voir une foule de petites granulations jaunâtres, semées dans les mailles d'un tissu très-résistant, fibreux.

La rate a 6 pouces de haut en bas, 4 pouces transversalement. Elle est recouverte par une membrane fibreuse excessivement épaisse, qui, à la face externe, acquiert une consistance presque cartilagineuse. Du tissu graisseux existe à la surface et pénètre au-dessous de cette membrane si dense dont l'épaisseur à la face externe est de 2 à 3 lignes; elle est disposée par couches. La rate ainsi développée est molle, flétrie et comme contenue dans un sac trop grand pour elle. A l'intérieur, elle est exsangue et offre un aspect analogue à celui du tissu musculaire, plus les stries blanches formées par les vaisseaux. Le tissu est mollasse et laisse pénétrer le doigt avec assez de facilité.

*Reins.* — Le gauche a 4 pouces 1|2 de haut en bas; il est plongé au milieu d'une couche de tissu adipeux ayant 1 pouce d'épaissseur. La membrane fibreuse est mince et s'enlève avec facilité; à la face supérieure, il présente quelques scissures.

La couleur générale est jaune, avec quelques plaques rosées. Cette couleur jaune est due à la présence d'une multitude de petits points d'un bleu jaunâtre, dont les plus volumineux ne dépassent pas un grain de semoule. Les plaques roses sont formées par une injection vasculaire très-fine disposée en arborisations; en fendant le rein longitudinalement, on voit que les deux substances ont à peu près la même coloration, mais que la corticale a pour ainsi dire envahi les cônes tubulaires. Le tissu du rein est complètement exsangue; il est mou et très-friable à sa partie corticale. Le bassinet et l'uretère n'offrent rien de particulier. Le rein droit a 4 pouces de haut en bas, il présente le même aspect jaune, granuleux et marbré; en l'incisant, il a à peu près les mêmes caractères que le précédent, seulement il semble que les deux cônes ont disparu pour faire place au tissu granuleux.

La vessie contient une petite quantité d'urine jaunâtre et trouble; sa surface interne est d'un blanc mat. La muqueuse n'est pas injectée; elle a une bonne consistance.

### OBSERVATION II.

Cirrhose du foie. Hématémèses, varices œsophagiennes. (Fioupe. Bulletins de la Société anatomique, 1874, p. 100.)

M..., Victorine, domestique, 36 ans, salle Sainte-Geneviève, n° 19 (hôpital Lariboisière, service de M. Siredey). Pas de fièvre intermittente. Pas d'antécédents syphilitiques ou alcooliques. Santé parfaite jusqu'à la fin de l'année 1871, époque à laquelle survint de l'ictère, une perte presque absolue de l'appétit et une faiblesse générale, assez grande pour forcer cette femme à quitter son travail et à entrer à l'hôpital. Elle fut admise à Lariboisière, dans le service de M. Duplay, où se trouvait à cette époque la religieuse de notre salle Sainte-Geneviève, qui a confirmé les renseignements suivants fournis par la malade.

A ce moment déjà, la rate présentait une augmentation de volume considérable contre laquelle fut administré sans succès le sulfate de quinine. Pendant le cours de ce traitement, premier vomissement de sang, extrêmement abondant, et suivi, pendant plusieurs jours, de selles noires, ressemblant à du marc de café. La perte de l'appétit fut le seul symptôme gastrique ayant précédé cette hématémèse qui ne s'accompagna et ne fut suivie d'aucune sensibilité à la région épigastrique.

La malade se remit assez rapidement de cette perte de sang et put quitter l'hôpital, après quelques semaines de séjour, dans un état plus satisfaisant qu'au moment de son entrée. Mais cette amélioration ne fut pas de longue durée. L'appétit se perdit de nouveau, les forces déclinèrent, l'ictère persista et cette femme, à bout de ressources, entra une seconde fois à l'hôpital vers le milieu de l'année 1872.

A cette époque, M. Siredey fut surtout frappé par la généralisation et l'intensité de l'ictère, par l'amaigrissement et la faiblesse générale de la malade. En outre, le ventre était remarquable par son volume exagéré. Néanmoins, pas d'ascite, pas de développement des veines sous-cutanées abdominales. Les dimensions du foie étaient normales; seule la rate, très-facilement accessible à la palpation, grâce à la flaccidité des parois abdominales, présentait une augmentation de volume considérable, puisque, pour ne parler que de sa limite inférieure, elle s'avançait à droite jusqu'à l'ombilic et descendait jusqu'à 6 ou 7 centimètres de l'arcade de Fallope.

Langue nette, rosée, pas de nausées ni de vomissement, garde-robes régulières et colorées. Urines très-foncées, ictériques, sans sucre ni albumine. Rien du côté du cœur et des poumons. Bruit de souffle dans les vaisseaux du cou. Pas de tuméfaction des ganglions cervicaux, axillaires et inguinaux.

L'examen histologique du sang montra que le nombre de globules blancs n'était pas augmenté.

Ne sachant à quelle affection rapporter cette hypertrophie splénique, M. Siredey pria M. le Dr Guyot de vouloir bien venir lui donner son avis. La leucocytémie et l'impaludisme furent tout d'abord écartés, puisque, d'une part, l'examen du sang avait permis de constater une proportion normale de globules blancs aux globules rouges et que, d'autre part, le traitement antérieur par le sulfate de quinine avait été impuissant. On écarta également l'idée d'une cirrhose du foie que rendaient improbable le volume normal du foie, l'absence d'ascite et de dilatation des veines sous-cutanées abdominales, et surtout la persistance d'une coloration ictérique très-prononcée. Etait-on en présence d'une diathèse syphilitique? Malgré le peu de probabilité de cette hypothèse (absence de tout antécédent syphilitique et d'autres signes actuels de l'infection) on fut d'avis d'essayer l'iodure de potassium. Ce médicament fut prescrit et continué pendant deux mois environ, à la dose de 2 à 4 grammes, mais sans aucun résultat.

Sur ces entrefaites, la malade ayant demandé à sortir pour quelques heures, rentra le soir même à l'hôpital et eut dans la nuit une indigestion. On reconnut d'abord dans les matières vomies des fragments d'œufs, des grains de raisins; puis, à ces vomissements alimentaires, succéda une effroyable hématémèse de 2 litres environ suivie pendant 24 heures de selles marc de café. Glace, eau de Rabel, etc. L'hémorrhagie s'arrêta le jour même, et quelque temps après la malade, dont l'état général s'était amélioré, demanda de nouveau à quitter l'hôpital. A sa sortie, la coloration ictérique persistait ; la rate était aussi grosse, le foie avait son volume normal. Pas d'ascite, pas d'œdème des membres inférieurs. Aucune dilatation des veines sous-cutanées abdominales.

Le 6 janvier 1873, la malade entre pour la troisième fois à l'hôpital dans l'état suivant : amaigrissement considérable, état cachectique, grande faiblesse générale. La peau, les conjonctives, la muqueuse palatine et la face inférieure de la langue offrent une teinte ictérique très-prononcée. Température normale; P. 84. Embarras gastrique : inappétence, langue saburrale, digestions pénibles, constipation. Le foie est resté normal. Rate très-grosse, indolore, mobile, occupant presque tout l'hypochondre gauche, s'avançant jusqu'à l'ombilic et descendant à 3 travers de doigt environ de l'épine iliaque antérieure et supérieure. Sa surface est unie, régulièrement convexe. Pas d'ascite, pas d'œdème des membres inférieurs. Les veines sous-cutanées abdominales ne sont nullement dilatées. Urines ictériques, sans albumine. Pas d'engorgement ganglionnaire. Etat normal des globules blancs du sang. Rien au cœur et aux poumons.

*Dans la soirée du* 12 *janvier*, épistaxis abondante. La malade se plaint d'une douleur sourde au niveau de la région épigastrique et éprouve des fourmillements et des crampes dans les membres inférieurs qui sont le siége de varices très-accusées. A la partie inférieure des deux jambes, on constate les cicatrices d'un ulcère variqueux.

Pendant la dernière quinzaine de janvier, 5 à 6 épistaxis légères avec réapparition des douleurs sourdes à l'épigastre.

*En février*, l'état général de la malade ne subit aucune modification, ni en bien, ni en mal. Dans les derniers jours de ce mois, deux méléna non précédés ni suivis d'hématémèse.

*Mars et avril.* Rien de particulier à noter.

*Mai.* Les forces déclinent; trois épistaxis légères.

*24 juin.* Faiblesse générale très-grande. Les deux articulations du genou sont le siége de douleurs assez vives, sans rougeur ni épanchement.

*Juillet et août.* Même état ; trois épistaxis.

*Septembre.* Démangeaisons très-vives avec papules de prurigo.

*Octobre.*— Dans les quinze premiers jours, trois épistaxis et deux méléna suivis d'une augmentation très-notable de la faiblesse. Vers la fin du mois, vomissements bilieux avec selles couleur chocolat. Les varices des membres inférieurs s'enflamment.

*Novembre.* Le ventre se ballonne. Le foie diminue notablement de volume. Apparition de l'ascite sans dilatation des veines de l'abdomen. Rate énorme.

*Décembre.* L'épanchement péritonéal a beaucoup augmenté. L'œdème des membres inférieurs apparaît avec une nouvelle poussée de phlébite (cataplasmes ; jambes étendues sur un coussin incliné).

Hernie ombilicale avec amincissement considérable de la peau, faisant craindre une perforation spontanée. On essaie vainement de contenir la hernie avec de la ouate collodionnée et un bandage de corps.

Le 17. La fièvre s'allume ; dyspnée intense ; toux, râles sibilants et ronflants dans toute la hauteur des deux poumons. On entend très-nettement, à la base du cœur, un bruit de frottement péricardique.

Le 18. Erythème des membres inférieurs œdématiés, suivi, quelques jours après, de taches ecchymotiques.

Le 23. La dyspnée est telle qu'on est obligé de pratiquer la paracentèse ; issue de cinq litres un quart d'un liquide jaune clair, très-albumineux. Quelques jours plus tard, le frottement péricardique disparaît, mais la cachexie s'accuse de plus en plus. L'ictère devient de plus en plus foncé. L'inappétence est à peu près absolue. La malade ne prend plus qu'un peu de vin et de café. L'œdème des membres inférieurs persiste sans prendre toutefois des proportions considérables. La langue se dessèche et à plusieurs reprises se montre du muguet, qui est toujours combattu avec succès par un collutoire boraté et des lotions alcalines.

Vers la fin de janvier 1874, nouvelle hématémèse, d'une cuvette environ, suivie de méléna pendant plusieurs jours. Cette abondante derte de sang jette la malade dans un état de faiblesse telle que, malgré l'eau-de-vie, le vin de Bagnols et le café, il est impossible de la remonter. Les muqueuses et la peau sont d'un jaune très-pâle comme si l'ictère avait diminué d'intensité. Le foie devient de plus en plus petit. La rate est toujours énorme. L'ascite reste dans des proportions moyennes. Pas de développement notable des veines superficielles de l'abdomen. Extrémités froides, légèrement œdématiées. Pas d'albumine dans les urines. Enfin, à l'examen histologique du sang, voici ce que nous trouvons : 1° les globules rouges du sang ne forment pas de piles et présentent un état crénelé très-accentué ; 2º le rapport des globules blancs aux globules rouges nous paraît être de 1 pour 20 environ. Ces globules blancs sont de deux sortes : les uns, volumineux, ont plusieurs noyaux ; les autres, plus petits, n'ont qu'un seul noyau.

Dans les derniers jours, la face se grippe de plus en plus ; les yeux sont injectés, les cornées se ternissent, les pupilles sont considérablement dilatées. Apparition d'ecchymoses sous-conjonctivales. La malade, loin de se plaindre, accuse plutôt une sorte de bien-être. Un subdelirium se montre, d'abord la nuit, puis le jour, et devient continu. Refus de toute sorte d'aliments.

Mort le 31 janvier.

*Autopsie* 36 heures après la mort.

*Crâne, encéphale* et *méninges*, rien.

Dans les *poumons*, pas de tubercules. Quelques ecchymoses souspleurales surtout à droite, semblables à celles que l'on rencontre chez les individus morts par suffocation.

Le *péricarde* contient 30 grammes environ d'un liquide jaunâtre. Pas d'adhérences des deux feuillets, mais traces manifestes de péricardite ancienne, révélée par des plaques blanchâtres au niveau de la face antérieure du cœur. La plus considérable d'entre elles siége audessus du sillon auriculo-ventriculaire droit, entre l'aorte et l'artère pulmonaire. Le *cœur* présente une coloration jaune très-prononcée. Le valvules sont saines.

Les *ganglions péri-bronchiques* et *péri-œsophagiens* sont légèrement hypertrophiés et pigmentés.

Le *foie* adhère aux parties voisines. Il est diminué de volume : 26 c. dans son diamètre transversal et 15 dans l'antéro-postérieur. La capsule de Glisson est épaissie et présente des plaques blanchâtres sur plusieurs points de la face convexe. La consistance de l'organe est augmentée. A la coupe, le tissu offre assez de résistance. L'aspect granité est exagéré ; mais ce qui frappe surtout, c'est la coloration vertolive que présentent les granulations. La teinture d'iode ne révèle aucune trace de matières amyloïdes. La *vésicule biliaire* contient quelques grammes de bile d'une couleur jaune verdâtre, sans calculs ; ses parois sont plus épaisses qu'à l'état normal. Le cathétérisme des canaux cystique et cholédoque nous montre ces conduits parfaitement libres. Leur calibre ne paraît pas augmenté.

L'examen hystologique du foie a été fait par M. Debove qui, outre une hyperplasie considérable du tissu conjonctif interstitiel, a trouvé, dans certains points, une dilatation considérable des dernières ramifications biliaires.

La *rate* est très-hypertrophiée : 28 cent. dans sa longueur et 18 dans sa largeur. Sa capsule est très-épaissie. A la coupe, nous tombons en 2 ou 3 points sur de véritables infarctus dont la coloration noirâtre tranche sur la teinte rouge du tissu voisin.

Les *reins* sont jaunâtres, de volume normal, sans dégénérescence amyloïde.

L'*estomac* est sain.

L'*intestin* ne paraît pas altéré, si ce n'est la première portion du rectum qui est le siége d'un petit nombre d'ulcérations des follicules clos.

L'*œsophage*, au contraire, nous présente des altérations du plus haut intérêt ; car, à défaut d'une lésion de l'estomac, elles nous montrent le siége des abondantes et fréquentes hématémèses qu'a eues la malade. Dans la moitié inférieure de ce conduit, on aperçoit sous la muqueuse de nombreuses veines variqueuses, injectées d'un sang noir, et formant un réseau à mailles allongées. Ces dilatations veineuses s'arrêtent brusquement au niveau du cardia. La muqueuse œsophagienne est saine. Pas d'ulcérations Pas d'ecchymoses.

OBSERVATION III.

Varices œsophagiennes ; rupture ; mort. (V. Hanot. Bulletins
de la Société anatomique, février 1875.)

Roch..., Alfred, 43 ans, cannier, entre le 19 février 1875 à l'Hôtel-Dieu (service du D^r Hérard). Cet homme est conduit à l'hôpital sur un brancard ; il est plongé dans une sorte de coma, et ne répond aux questions qu'on lui pose que par un marmottement absolument inintelligible. Sa femme, qui l'accompagne, donne les renseignements suivants : son mari avait toujours eu une bonne santé ; il faisait de temps à autre des excès alcooliques.

Le 13 février. Après un déjeuner où il avait bu amplement, il retourna à son atelier ; pas plus que les jours précédents, il n'avait accusé de malaise. Il fut obligé, pendant son travail, de faire un effort violent : aussitôt il rendit par la bouche une grande quantité de sang noirâtre ; en même temps il y eut une selle abondante constituée aussi par un liquide noirâtre. Il avait perdu connaissance, et il resta toute la journée somnolent et divaguant ; à plusieurs reprises, il aurait eu des mouvements convulsifs généralisés. Les *jours suivants*, les vomissements de sang ne se reproduisirent plus ; mais il eut encore plusieurs selles noirâtres ; le malade ne sortit point de la torpeur.

Le 19. On le conduisit à l'hôpital.

A son entrée, on est surtout frappé par la décoloration complète de la peau ; les muqueuses sont aussi très-pâles, comme exsangsues.

L'auscultation des poumons n'indique rien de bien intéressant ; la respiration est accélérée.

Les mouvements du cœur sont précipités, mais réguliers. Pas de qruit de souffle. Le pouls est également très-rapide, mou, assez ampe, régulier.

Pas d'augmentation de volume bien appréciable du foie ni de la rate.

Le ventre n'est pas ballonné ; pas de développement anormal des veines sous-cutanées abdominales.

Pas de sucre ni d'albumine dans l'urine.

Somnolence presque continuelle ; avec beaucoup d'insistance, on parvient quelquefois à obtenir en réponse quelques monosyllabes, le plus souvent sans suite ; puis le malade retombe aussitôt dans son mutisme, sa stupeur. Il n'a pas conservé le moindre souvenir. Apyrexie.

Les jours suivants, la situation reste la même.

Plusieurs fois, selles constituées par un liquide noirâtre. Même obtusion intellectuelle. A plusieurs reprises, délire d'action ; le malade quitte son lit et il avance au hasard dans la salle.

Du 21 au 24. Même état. La température s'est élevée et oscille entre 38° et 39°, la langue est sèche. La respiration s'accélère davantage ; à l'auscultation, quelques râles sous-crépitants disséminés dans les deux poumons.

Pâleur livide ; aspect cadavérique.

Le 23. Respiration d'agonie.

Mort le 24 février, dans la matinée.

Le père de cet homme avait ainsi succombé rapidement après des vomissements de sang, survenus au milieu de la santé la plus parfaite.

*Autopsie*. —Aucune lésion appréciable dans l'*encéphale,* qui est complètement décoloré, comme macéré. Quantité abondante de liquide céphalo-rachidien.

*Poumons* un peu congestionnés à la partie inférieure et au bord postérieur.

*Plèvres* intactes; petite quantité de liquide séreux dans les cavités pleurales.

Pas de lésions valvulaires du *cœur;* myocarde flasque et pâle.

Les *reins* ont le volume ordinaire; pas d'adhérence de la capsule; tissu pâle, peu résistant.

Rien à noter sur la longueur de l'*intestin grêle* et du *gros intestin;* *hémorrhoïdes* assez accusées.

La muqueuse de l'*estomac* est teinte en noir par la matière colorante du sang. Point d'ulcération, point de veinules très-développées.

Petite quantité de liquide séreux dans la cavité *péritonéale.*

Sur les *deux tiers supérieurs de la muqueuse œsophagienne,* les veines sous-muqueuses sont énormément dilatées; elles forment des cordons longitudinaux qui ont environ le diamètre d'une plume d'oie. Sur un de ces cordons, on remarque une petite ulcération qui a, à peu près, 0,001 de diamètre et est obturée par un caillot noirâtre. Aucune autre lésion de la membrane muqueuse. Toutes les autres veines thoraciques ont le volume ordinaire et ne sont comprimées en aucun point.

Pas de varices accusées aux membres inférieurs.

La *rate* pèse 450 grammes; son tissu est rougeâtre, charnu, résistant; la capsule par places est considérablement épaissie. Avec les réactifs ordinaires, pas de dégénérescence amyloïde appréciable.

Le foie pèse 1980 gr... La capsule est épaissie, mais complètement lisse sur la surface. Sur la coupe, le tissu hépatique est finement granuleux et assez résistant; couleur chamois. L'organe est sillonné par un assez grand nombre de veinules qui donnent par places l'aspect d'une sorte de tissu caverneux. Les réactifs ordinaires ne révèlent pas la dégénérescence amyloïde.

L'examen microscopique fait reconnaître les lésions de la cirrhose.

OBSERVATION IV.

Cirrhose du foie. Varices œsophagiennes. Mort par hémorrhagie.

(Personnelle.)

Alexandre Louis, 36 ans, marchand des quatre saisons, entre pour la dernière fois à Lariboisière, le 13 décembre 1876, salle Saint-Vincent, n° 20, dans le service du D<sup>r</sup> Millard.

Depuis le mois de décembre 1874, ce malade est entré 5 fois chez M. Millard, et chaque fois pour des vomisssments de sang extrêmement abondants. Pour ma part, il m'a été donné de l'examiner à trois reprises différentes. C'est avec les matériaux recueillis pendant chacun de ces séjours que je vais essayer de reconstituer l'histoire excessivement intéressante du malade.

*Antécédents.* — Alexandre a eu en Afrique, pendant qu'il était au service, la fièvre intermittente et la dysentérie. Ce sont là, du reste, les seules affections graves dont il ait jamais été atteint. Depuis 1866 environ jusqu'à la fin de 1874, il s'est livré à des excès alcooliques journaliers. Il avoue franchement qu'il buvait régulièrement 3 à 4 litres de vin par jour. Aussi avait-il depuis longtemps déjà des pituites tantôt jaunes, tantôt vertes, qui revenaient chaque matin. Pendant toute cette période, il n'a jamais vomi d'aliments, n'a jamais rendu de sang par aucune voie.

En résumé, en dehors de ces pituites, santé excellente jusqu'au milieu du mois d'octobre 1874. A cette époque, sans cause connue, pendant son travail, A... rend, sans efforts, une assez grande quantité de sang par la bouche.

Cet accident amène à sa suite une certaine faiblesse générale, pas assez grande toutefois pour forcer le malade à interrompre ses occupations. La santé était parfaitement rétablie quelques jours après. A... avait repris ses habitudes de boisson, sans tenir compte de ce premier avertissement, lorsque, le 25 novembre, il est pris de nausées avec sensation de chaleur à la gorge et il rend, en l'espace de quelques minutes, environ 2 litres de sang liquide, mais noir. Bientôt après, il a successivement plusieurs garde-robes liquides, paraissant formées par du sang altéré.

Du 25 au 28 novembre, les hématémèses ne se reproduisent pas, mais les selles continuent à contenir du sang en abondance. Le malade, épuisé par ces pertes du sang, se décide à entrer à Lariboisière le 28 novembre (service de M. Millard).

Voici dans quel état il se trouve à ce moment. Sa faiblesse est tellement grande, qu'il peut à peine se remuer dans son lit, où il garde sans cesse le décubitus dorsal.

Il existe une décoloration absolue de la peau et de toutes les muqueuses.

Etourdissements et bourdonnements d'oreille continuels. Crampes et douleurs dans les membres inférieurs.

Pouls ¦dicrote, dur. Souffle cardiaque au premier temps à la base. Souffle double dans les carotides.

Rien dans la poitrine.

Encore quelques nausées, mais pas de vomissements. Garde-robes contiennent encore un peu de sang.

Le ventre est très-ballonné, mais sonore partout. Pas d'ascite. Rien d'anormal du côté des vaisseaux de la paroi abdominale.

Le *foie* a son volume normal.

Urines normales.

Lait, glace, sirop de perchlorure de fer, 30 grammes; vésicatoire à l'épigastre.

2 décembre. Le malade n'a pas vomi et les selles ne contiennent plus de sang. Le tympanisme est beaucoup moindre.

Au moment de l'entrée, A... se plaignait, depuis deux jours, d'une douleur assez vive à l'épigastre. Aujourd'hui, cette douleur a disparu. Du reste, même état. On cesse le perchlorure.

Le 8. Le malade va beaucoup mieux. Il est moins pâle, moins faible, ne vomit pas, va régulièrement à la selle (matières normales). Il supporte bien le régime lacté exclusif.

Le 11. Très-léger œdème des membres inférieurs et de la paroi abdominale.

Pas d'ascite, pas de varices, pas d'hémorrhoïdes. Les urines ne contiennent pas d'albumine.

Le 13. A... commence à se lever. Le tympanisme a disparu.

Le 19. Les forces reviennent, quoique lentement. La peau et les muqueuses reprennent leur couleur normale. Pas de vomissements, pas de méléna. On associe la viande et le pain au régime lacté.

20 janvier 1875. Le malade sort absolument guéri (au moins en apparence). Les digestions se font bien, le malade mange avec appétit, va régulièrement à la selle. Il ne souffre nulle part. Le foie a son volume normal. Il n'existe ni développement anormal des veines sous-cutanées abdominales, ni ascite, ni œdème des jambes.

Au mois de mai 1875, le malade a une nouvelle hématémèse, cette fois peu abondante; mais en revanche il perd, pendant plusieurs jours, une grande quantité de sang dans les garde-robes. Epuisé, il entre, pour la seconde fois, dans la salle Saint-Vincent, y reste juste un mois, pendant lequel il est soumis au régime lacté le plus strict, puis, au bout de ce temps, il sort, encore un peu faible, mais bien portant, ne perdant plus du sang, mangeant et digérant bien.

Il reste dans cet état pendant près de six mois, sans faire de nouveaux excès, au moins il le dit ; mais dans le courant de décembre 1875, toujours sans cause appréciable, troisième hématémèse, peu abondante comme la précédente, mais suivie de selles sanglantes excessivement copieuses. Cette fois, A... n'entre pas à l'hôpital ; il reste chez lui, se met au régime lacté, et, vingt jours après, il se trouve assez bien pour pouvoir reprendre ses occupations.

Le 5 mai 1876, Alexandre entre pour la troisième fois chez M. Millard. Cette fois il est malade depuis trois jours. Il n'a pas vomi, mais il a été pris de coliques avec sueurs froides et sentiment de défaillance. Il a examiné ses gardes-robes et il a constaté qu'elles étaient formées exclusivement par du sang à peine altéré. Ce méléna ayant persisté, le malade, profondément affaibli, a été obligé de suspendre son travail. Au moment de l'entrée, on constate les mêmes symptômes qu'au mois de décembre 1874.

Je trouve dans mes notes du 6 mai :

Faiblesse extrême ; le malade ne peut se tenir assis dans son lit.

Décoloration complète des muqueuses et de la peau, qui a la couleur de la cire.

Souffle anémique à la base du cœur et dans les carotides.

Douleur vive à l'épigastre, spontanée, et augmentée par la pression.

Ventre ballonné, météorisme prononcé. Pas *traces d'ascite*.

Pas de *développement* des veines sous-cutanées abdominales.

Le *foie* a son volume normal ; pas de douleur à son niveau.

Pas d'œdème des membres inférieurs.

Le malade ne tousse pas ; la percussion et l'auscultation ne dénotent rien d'anormal de ce côté.

Deux garde-robes, depuis l'entrée, composées en totalité de sang liquide d'un noir violacé. Glace, régime lacté.

Le 7 mai. Pas de vomissements, mais persistance du sang dans les selles. Un demi-litre rendu depuis hier.

Le 10. Garde-robes normales. Rien de nouveau à noter. Deux cautères à l'épigastre.

Le 20. Pas d'hémorrhagie nouvelle. Le malade, encore très-faible, est un peu moins pâle. Il ne souffre plus de l'estomac ; ses digestions sont bonnes ; mais le lait commence à le fatiguer un peu.

Régime lacté. — Deux nouveaux cautères à la région épigastrique.

Le 12 juin. Le malade n'a pas vomi depuis son entrée ; le méléna n'a pas reparu. Le visage reprend une teinte rosée ; les forces reviennent ; la douleur épigastrique n'existe plus ; l'appétit est bon et les digestions régulières. Pas d'œdème des membres inférieurs. Le ventre a repris son volume normal.

Régime mixte.

Le 15. L'état général s'améliore de jour en jour.

Depuis hier, le malade se plaint d'une douleur légère partant de l'hypochondre gauche et remontant jusqu'à l'épaule du même côté. Rien à l'auscultation.

Le 22. Santé parfaite. Le malade est presque en état de reprendre ses occupations. Il sort.

Il rentre pour la quatrième fois le 6 juillet 1876, moins de quinze jours après son séjour précédent. Une fois sorti de l'hôpital, il se garde bien de suivre les règles d'hygiène et de régime qu'on lui avait tracées. Aussi, il y a maintenant huit jours, après avoir mangé du ragoût, il est pris de douleurs vives à l'épigastre, de nausées. Il vomit son dîner, mais sans mélange de sang. Puis, quelques heures après, en allant à la selle, il s'aperçoit qu'il perd de nouveau du sang par l'anus. Les jours suivants, les vomissements continuent ainsi que le méléna. Aujourd'hui, ces symptômes ont disparu et le malade ne conserve plus qu'une grande faiblesse.

Il sort le 20 juillet très-amélioré, mais trop faible encore pour travailler.

Il traîne jusqu'au 9 août, entre à ce moment dans le service de M. Jaccoud, qui le soigne jusqu'au 18 septembre, pour un ulcère de l'estomac.

Il sort de la salle Saint-Jérôme, moins souffrant, mais encore très-anémié. Depuis cette époque jusqu'au 13 décembre, date de sa dernière entrée, il n'a jamais été tout à fait bien portant. A plusieurs reprises il a recommencé à travailler ; mais chaque fois, le manque de forces l'a obligé bien vite à s'arrêter. Toutefois, pendant cette période, il n'a pas eu de nouvelle hémorrhagie.

Le 13 décembre, au soir, A... nous est ramené, perdant du sang par la bouche et par l'anus, depuis trois jours. La faiblesse du malade est telle qu'il peut à peine prononcer quelques mots.

Pâleur cadavérique.

Pouls presque insensible.

Refroidissement des extrémités.

Le ventre est normal. Pas de développement des veines abdominales. Pas d'ascite (autant qu'un examen rapide permet de l'affirmer). Pas d'œdème des jambes.

Boissons glacées. Todd. Sinapismes.

Le 14 et le 15. Pas d'hématémèses, mais plusieurs selles sanglantes.

Etat général très-mauvais. Subdelirium sans agitation. Syncopes au moindre mouvement. Pas de fièvre. Pouls presque insensible. Pas de convulsions.

Dans la journée du 15, A... s'affaiblit encore, s'il est possible, et s'éteint le 16 décembre un peu avant la visite.

*Autopsie* le 17 décembre, 25 heures après la mort.

Les organes *encéphaliques* ne présentent absolument rien à noter.

Les *deux poumons* sont complètement exsangues, du reste parfaitement sains. Ils sont tous deux fixés à la paroi thoracique par des adhérences anciennes. Pas d'épanchement *pleural*.

Le *péricarde* est sain, ne contient pas de sérosité.

Le *cœur* est de volume normal. Teinte feuille morte assez prononcée du myocarde. Pas de lésions valvulaires.

La cavité *péritonéale* contient à peine quelques cuillerées de sérosité transparente. Pas de fausses membranes, pas de signes de péritonite.

*Epiploon* et *mésentère* extrêmement graisseux.

Le *foie* est notablement moins volumineux qu'à l'état normal. Il mesure transversalement 24 centimètres, et seulement 14 d'avant en arrière. Il pèse 1360 grammes. Sa capsule est épaissie, sa surface très-irrégulière, lobulée, mamelonnée. L'extrémité gauche surtout est très-déformée ; elle est comme étranglée, comme pédiculée. Le tissu hépatique est dur et crie sous le couteau ; en outre il est complètement exsangue. Sur une coupe, le tissu est formé par des îlots jaunâtres, séparés les uns des autres par des tractus d'un blanc grisâtre. Les vaisseaux restent béants, mais ne paraissent pas dilatés.

Les *voies biliaires* sont normales. La *vésicule* est remplie d'une bile visqueuse, de couleur brunâtre foncée. On n'y trouve pas de calculs.

La *rate* est sensiblement augmentée de volume. Il existe de la périsplénite manifeste. A la coupe, le tissu est beaucoup plus dense qu'à l'état normal ; il présente une couleur rose pâle uniforme.

Le *pancréas* est sain.

Les *reins* ont leur volume normal ; ils se décortiquent facilement, et ne présentent à l'œil nu d'autre altération qu'une anémie extrême, anémie que l'on retrouve, du reste, au même degré dans tous les organes.

*Tube digestif.*

Le *pharynx* est sain.

Il n'en est pas de même de *l'œsophage*. On trouve, en effet, dans ce dernier des *varices* très-accusées. Ces varices commencent *brusquement* à deux centimètres au-*dessus du cardia*, qui lui est sain, et de là, remontent vers le pharynx, dans une hauteur de 9 centimètres. Ces varices font tout le tour de l'œsophage, mais sont plus prononcées cependant à la partie postérieure du conduit. Elles sont constituées par des veines un peu flexueuses, assez régulièrement longitudinales, anastomosées de distance en distance, et de volume variable. L'une d'elles, située en arrière, a presque le volume d'une plume d'oie; les autres sont plus petites. Au moment de l'autopsie, ces veines dilatées ont une coloration noirâtre qu'elles doivent au sang dont elles sont gorgées. Dans toute la hauteur occupée par les varices, la muqueuse œsophagienne a une teinte plus foncée qu'à l'état normal. Au-dessus et au-dessous, elle reprend brusquement sa teinte habituelle. En dehors de ces lésions, on constate en outre 3 ulcérations situées sur 3 veines dilatées. Deux de ces ulcérations sont extrêmement superficielles; ce sont plutôt des érosions de 1 millimètre de diamètre, placées sur de petites veines, dont elles n'ont entamé qu'en partie les tuniques. Il n'en est pas de même de la troisième ulcération qui se trouve sur le gros vaisseau décrit plus haut. Ici, toutes les tuniques ont été détruites, de telle sorte que la lumière de la veine communique avec la cavité œsophagienne, par un orifice du 0,002 environ, et si nettement arrondi, qu'il semble taillé à l'emporte-pièce. Dans tous les autres points, les parois des varices sont intactes; mais elles sont presque partout très-amincies. Un stylet, introduit par l'ulcération précédente, pénètre sans difficulté dans la veine à une assez grande distance. Cette expérience, répétée sur des varices voisines, donne le même résultat. Du reste la paroi interne des veines dilatées est lisse et ne présente rien qui ressemble à des valvules.

*L'estomac* renferme 300 grammes de sang en partie liquide, en partie coagulé, et mêlé à du mucus filant. Une fois lavé, il se présente dans un état d'intégrité parfaite; on n'y trouve ni ulcérations, ni vascularisation anormale, ni épaississement.

Ajoutons que la veine coronaire stomachique est normale, aussi
bien que les veines thoraciques, en dehors de l'œsophage.

L'intestin est rempli de sang, surtout le gros intestin ; on peut évaluer à un litre au moins la quantité totale. Comme l'estomac, cette
partie du tube digestif est saine, d'un bout à l'autre. A peine de place
en place, quelques taches rougeâtres qui paraissent le résultat de
l'imbibition. On ne trouve pas d'hémorrhoïdes.

L'examen microscopique du foie a été fait au Collége de France,
par mon ami Dave qui a constaté dans le point examiné les lésions
caractéristiques, mais encore peu avancées, de la cirrhose multilobu-
laire de MM. Charcot et Gombault (1). L'état ratatiné du foie et son
atrophie commençante permettent de penser que l'examen, répété
sur d'autres points, aurait fait trouver des lésions plus avancées.

---

## CONCLUSIONS

1° Les veines des deux tiers inférieurs de l'œsophage se
jettent dans la veine porte, et il existe, à ce niveau du tube
digestif, des communications faciles entre les deux systèmes cave et porte.

2° Dans certains cas rares de cirrhose, et sans que la
cause en soit bien appréciable, la circulation, interrompue
dans le foie, au lieu de se rétablir par les voies ordinaires,
se fait par les veines de l'œsophage dont elle amène la *dilatation variqueuse.*

3° L'existence de cette lésion donne à la cirrhose une
physionomie clinique particulière et en rend le diagnostic
très-difficile. Quant au diagnostic des varices en elles-
mêmes, il est presque impossible.

4° Le pronostic est des plus graves, puisque, dans tous
les cas publiés, les hémorrhagies causées par ces varices
ont notablement avancé la mort.

(1) Charcot et Gombault. Archiv. de physiol., 1876, p. 453 et suiv.

# TABLE DES MATIÈRES.

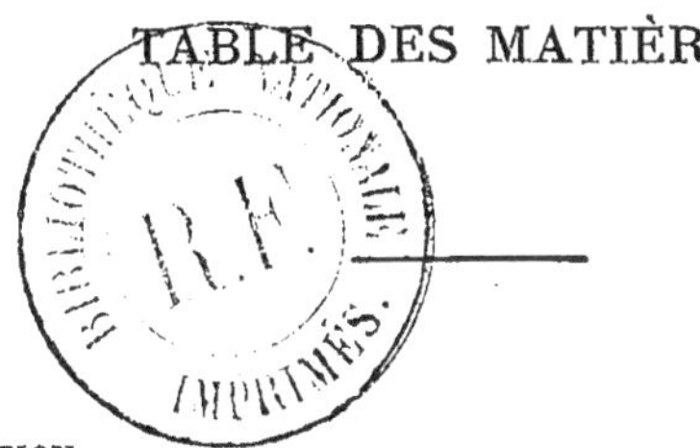


INTRODUCTION. 7

Considération anotomiques sur les veines de l'œsophage. 11

Anatomie pathologique. 15

Pathogénie. 19

Symptômes. 29

Diagnostic. 35

Pronostic. 39

Traitement. 39

Observations. 41

Conclusions, 63



Paris. — A. PARENT, imprimeur de la Faculté de Médecine, rue M.-le-Prince, 29-31.

9 782019 252366